肺が危ない！

生島壮一郎
Ikushima Soichiro

a pilot of wisdom

目次

第一章 意外に知らない呼吸のメカニズム

「息をする」ということ/肺と呼吸のしくみに関する大きな誤解/肺は外界開放型の器官/呼吸を支える健気な努力/虫歯の治療から肺炎に!?/正しい呼吸のしかたとは/たかが咳、されど咳/もっとも多いのは、かぜによる咳/咳は急には止められない/「むせる」メカニズム/「健康な痰」はありえません/痰の検査をすることも

第二章 こんなときは、呼吸器科へ
——いつもの外来診察から

呼吸器の病気にもいろいろあります/呼吸器科の診察室/呼吸器科内科医の聴いている音/肺のレントゲンとCT検査/肺炎/間質性肺炎とインフルエンザ/新型インフルエンザ/軽視できない結核/肺気腫と慢性気管支炎/気管支喘息/

第三章　息切れ外来とCOPD

胸膜炎／スレンダーな青年と喫煙者は要注意——自然気胸／見のがしてはいけない咳とは？／心不全・肺がん・結核の咳／長く続く咳の意外な原因／咳が続くときの治療

「息切れ外来」の登場／本人が自覚しない「息切れ」もある／肺の生活習慣病「COPD」／「息切れ」「咳」「痰」がサインだが……／COPDの原因となるもの／基本の検査はスパイロメトリー（呼吸機能検査）／肺の構造破壊は早期から始まっている／COPDの治療と呼吸リハビリ／慢性呼吸不全の在宅酸素療法（HOT）／やっと「違いがわかる男」になれた／代償という犠牲／COPDはがん治療の邪魔をする!?

死者からのダイイング・メッセージ

第四章　重症ＣＯＰＤの患者さん ―― 99

「先生、泳ぐと楽なんです」／泳ぐことの効果／
高原の避暑地は酸素不足／ＣＯＰＤと「うつ」／
「先生、苦しいから、もう死なせてください」／
重症になると行き場所がなくなる／
認知機能が低下すると悲惨な状況に／
ＣＯＰＤにもホスピスが必要／
在宅酸素療法をしながら認知症の妻を介護

第五章　タバコと禁煙外来 ―― 127

タバコのパッケージ――Ｈさんの場合／保険で禁煙治療／
「病院づくり」と「健康づくり」／晴れて「卒煙式」を挙行／

スーパー禁煙保健師が誕生するまで／
今日は何の日？――「呼吸の日」と「肺の日」／
あなたの「肺年齢」、お若いわね／タバコが昔話になる日／
禁煙の「経済効果」について／喫煙者の論理

第六章　呼吸器の病気あれこれ――――――155

呼吸器はアレルギー疾患を起こしやすい／
入院すると症状が出ない――夏型過敏性肺炎／
淑女だからこその病気？――非結核性抗酸菌症／
ペットが原因で起こる呼吸器病　①鳥飼病／
ペットが原因で起こる呼吸器病　②鳥の恩返し／
ペットが原因で起こる呼吸器病　③ディープなキスはほどほどに／
防水スプレーで肺炎に／高齢者に多い肺炎――誤嚥性肺炎／
寝ているあいだに息が止まる！――睡眠時無呼吸症候群（ＳＡＳ）／
六〇年近くも、「鉄の肺」に入って暮らした女性

第七章　よい呼吸のために、できること――179

肺や気管支はリニューアルできない／マスクは効果があるか／
腹式呼吸と深呼吸をマスターする／
メタボ腹がよい呼吸を阻害する!?／口すぼめ呼吸／
呼吸の筋肉もストレッチできる？／水泳で、呼吸を意識する／
もっとも効果が確実なのは「禁煙」

おわりに――197

第一章　意外に知らない呼吸のメカニズム

「息をする」ということ

私たちは生きている限り、二四時間ずっと呼吸をし続けています。知人との約束をうっかり忘れてしまうことはあっても、息をするのを忘れることはありません。それは、意識しなくても呼吸するようなメカニズムが働いているからです。心臓が休みなく動いているのと同じです。運動すると呼吸は速くなり、眠っているときはゆっくりになります。

ひとつだけ心臓と異なるのは、呼吸は自分の意識によっても調節することができる点です。意識して呼吸を止めることもできれば、速い呼吸をしたり、深く大きな呼吸をしたりすることもできます。また、反対に呼吸のしかたが意識や心理にも影響を及ぼすことが知られています。

普段は、無意識に行っている呼吸ですが、実は人生のあらゆる局面で、息をすることは意識や心理とも通じる大切な要素として捉《とら》えられ、古くから日常で使用する言葉にも表れています。だれかと協力して作業するときは「息を合わせる」ことが必要です。デートには「息を弾ませて」行くでしょうし、試験の開始時間を「息を詰めて」待つこともあります。試験が終わって安堵《あんど》すると「息をつく」ことができる、といった具合です。そして、人生の終わりにはだれもが「息を引き取る」のです。

その当たり前のはずの「息をする」ことが、なんらかの原因でうまくできなくなり、苦痛をともなうようになる病気があります。それが肺炎や気管支炎、肺がん、そして世界的に問題になっているＣＯＰＤ（慢性閉塞性肺疾患《まんせいへいそくせいはいしっかん》、第三章参照）などの呼吸器の病気です。

呼吸器の病気を専門的に診療するのが、私たち呼吸器科の医師の仕事です。

肺と呼吸のしくみに関する大きな誤解

日々、肺や気管支の病気でやってくる患者さんの診療をしていると、症状に苦しんでいる場合でも、本人が肺や呼吸のメカニズムに無関心であることに驚きます。そして、そのことが呼吸器病を取り返しのつかない段階まで悪化させてしまう一因になっているようにも思います。

まず、肺の構造に関する誤解です。肺というのはゴム風船のような、単なる袋状の構造だと誤解している人も多いようです。

思い切り息を吸いこむと胸が膨《ふく》らみ、吐き出すとへこむので、肺そのものが膨らんだりしぼんだりしながら空気を出し入れしていると思われているようですが、そうではありません。肺はスポンジのような形態をしています。肺胞《はいほう》という空気を入れた小さな袋の集まりと、そこに空気を届けるための気管支、血液を循環させるための無数の血管とによって、密集した木の枝のような構造になっています。

スポンジのいちばん外側は「胸膜《きょうまく》」という、セロファンのような薄い膜で被われています。肺を取り囲んでいる横隔膜《おうかくまく》や肋骨《ろっこつ》、肋骨のあいだの肋間筋《ろっかんきん》などによって取り囲まれた胸郭《きょうかく》といわれる空間に、セロファンで被われたスポンジが入っていて、そのスポンジは気管という空気の通り道に通じています。胸郭を取り囲む横隔膜や肋間筋などの筋肉は、協調しあって胸郭を膨らませるように動きます。すると、気管を通してセロファンで被われたスポンジである肺全体に空気が入りこむ、という仕組みによって私たちは息を吸いこむことができるのです。

空気の通り道をたどっていくと、気管から空気の通り道が次第に細かく枝分かれしながら、樹木のように先端の肺胞に続いていきます。この肺胞（スポンジにたとえると、きめ

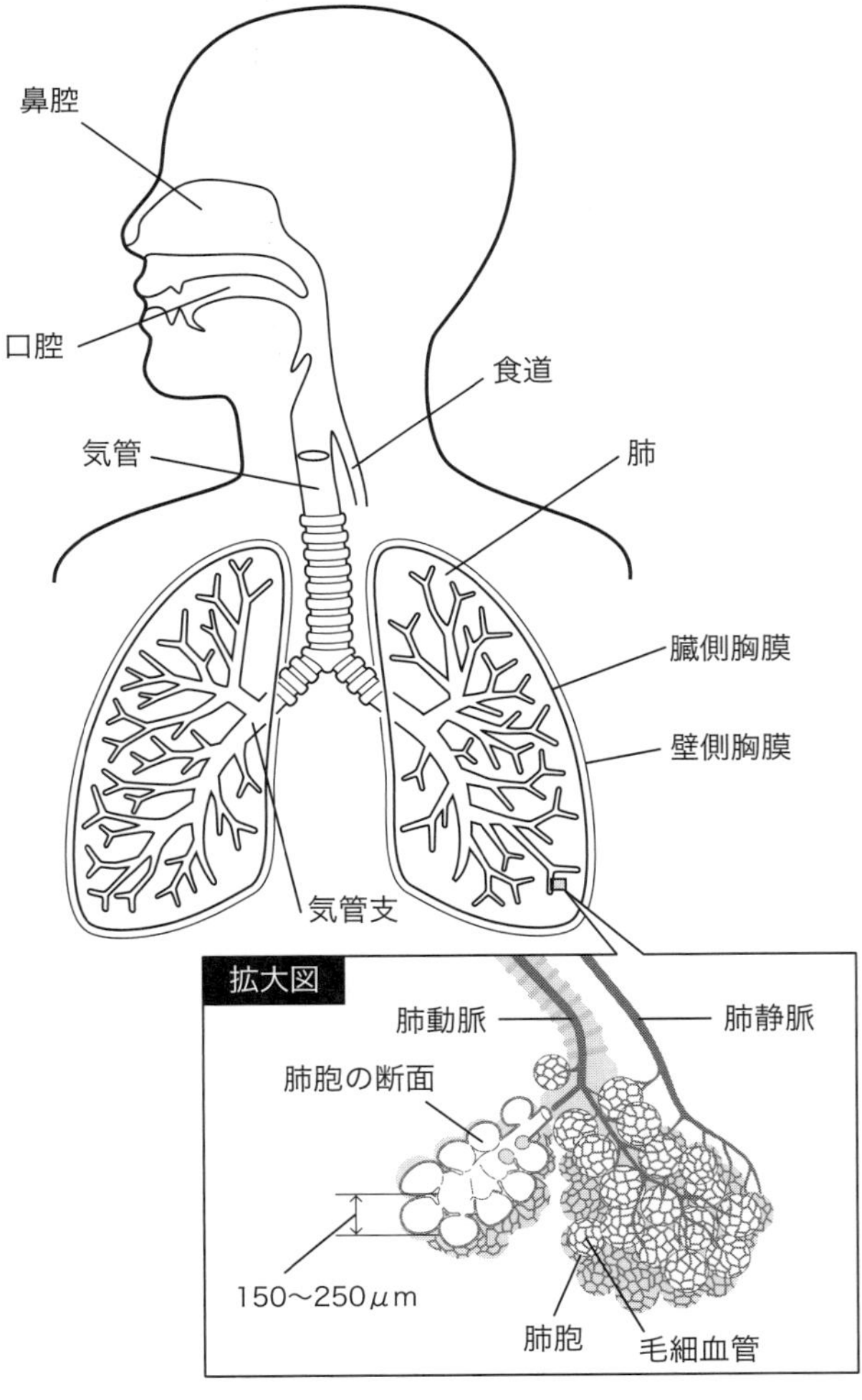
鼻腔
口腔
食道
気管
肺
臓側胸膜
壁側胸膜
気管支
拡大図
肺動脈
肺静脈
肺胞の断面
150〜250μm
肺胞
毛細血管

細かい袋状の壁の部分）には、細かい毛細血管が張り巡らされています。その毛細血管で、取りこんだ空気のなかの酸素を血液に溶かしこみ、不要になった二酸化炭素を血液から肺胞内の空気に戻す「ガス交換」が行われています。

　健康なときに肺のレントゲン撮影をすると、肺のスポンジ状の組織は空気のほうが多いためＸ線が透過するので、フィルムには空気と同じように影は写りません。ところが、肺炎を起こしているときは白く写ります。炎症が起きている場所には、防衛軍の細胞が集まったり、痰《たん》のもとになる分泌物が出てきたり、むくみが起きたりして、いわばスポンジが水を含んだような状態になります。そこにＸ線を通すと、その部分が透過しにくくなり、フィルムには白い影が出たように写るのです。レントゲンで「影が出る」「真っ白だった」というのは、こういう状態をいいます。

　また、空気と食物の通り道が同じであると考えている人もいます。確かに、喉頭《こうとう》と呼ばれる喉《のど》の部分までは共通ですが、呼吸のメインルートは「鼻《び》孔《こう》〜気管〜肺」です。食物は「口〜食道〜胃」というルートをたどります。

　食物の通り道である食道は、実は食べているとき以外はぺしゃんこになっています。それが、ひとたび食べ物や液体を飲みこむと、にわかに食道が膨らんでそれを胃に送りこみます。食物の通り道である食道と空気の通り道の気管とは喉の部分で二手に分かれます。ふだんはあまり意識しませんが、飲みこんだものが食べ物であると判断すると、気管を閉じて食道のほうへ通すのです。ふつうに呼吸をしているときは、気管が開いて空気を肺に通しています。電車の線路を切り換えるポイントと同じメカニズムです。

　万一、ポイントが間違った路線に電車を通すと大惨事になります。なにかの拍子に、食べ物や唾液《だえき》が、食道ではなく誤って気管のほうに入ってしまうことがあります。これを「誤嚥《ごえん》」といい、特に飲みこむときのポイントの動きが鈍くなった高齢者に多く、肺炎の原因になることが多いので注意が必要です。気管に入りかけたものを、あわてて押し出そうとするのが、「むせる」状態です。

　また、呼吸は「吸う」と「吐く」とがセットになっていますが、今吸った空気と次に吐き出した空気とは同じ空気ではありません。息を吸ったときに取りこんだ酸素は、ガス交換によって血液中に溶かしこまれ、心臓の働きによってからだのすみずみの組織にまで送り届けられます。そして、代わりに不要になった二酸化炭素を受け取って肺まで戻ってくると、再びガス交換によって吐く息となって体外に排出されます。これが呼吸のメカニズムです。

肺は外界開放型の器官

肺は外界に「開放された」器官です。

鼻や口から吸った空気は、そのままの形で肺という内臓のなかまで取りこまれるという点が大きな特徴です。これに対して、肝臓や腎臓《じんぞう》、膵臓《すいぞう》などは「閉じて」います。外界から取りこんだものがそのままの形で入っていくことは、まずありません。

胃や腸などの消化器官にも、外界から食べ物や飲み物が入っていきますが、まず口のなかで咀嚼《そしゃく》して細かく砕き、唾液の消化酵素で包みこんでから飲みこみます。さらに、胃液などの消化液を加えることで少しずつ分解し、自分にとって危険の少ない形にしてから、次の器官に送りこむようになっています。

気管の入り口には、大きな異物が入りこまないように簡単なフタのような構造をした喉《こう》頭蓋《とうがい》と、声を出す働きも兼ねた声帯という、開いたり閉じたりする構造の装置がありますが、エアコンや換気扇のように細かいフィルターがついているわけではありません。とはいえ、外界に開放されている呼吸器のひとつである鼻孔や気道（口から咽頭《いんとう》、喉頭、気管、気管支を経て肺に流れこむ空気の流路）にも、異物を排除する装置はちゃんと備わっています。

実は、「鼻毛」も立派なフィルターです。ほこりっぽいところにいると鼻毛が早く伸びる、というのは理にかなっています。その次のフィルターは、気管や気管支の内壁です。分泌される粘液と細かい線毛がハエ取り紙のような役割を果たし、入ってきた異物をキャッチして、痰と一緒に外に送り出す働きをしています。

さらに、私たちのからだには「免疫」という防御機能があり、肺の奥にまで入りこんだ異物を処理してくれます。その際、体内に入ってきたものがよそ者か、自分のものか、ということが非常に重要です。スギ花粉やカビ、さらに小さい空気中の目に見えない粒子のような異物は、気道のかなり奥まで入っていくことが可能ですが、それらは鼻水や咳《せき》、痰となって排除されます。

よそ者を外へ出そうとする反応は大切なものですが、それらの異物に対する反応が過剰になると、自分のからだの機能を損なうことになります。それが「アレルギー」と呼ばれる状態で、花粉症や喘息《ぜんそく》などがこれに相当します。外界に直接通じている呼吸器は、このアレルギー反応を起こしやすい臓器となる宿命を背負っているわけです。

呼吸を支える健気《けなげ》な努力

私たちは、かぜをひいて咳が出たり、痰がからんだりしたとき以外は、呼吸器はいつも丈夫で病気とは無縁だと思っていますが、実際には肺や気管支では、私たちの知らないあいだにいろいろな事件が起きています。

成人の場合、一回の呼吸で約５００mℓの空気を吸いこみます。私たちが持ち歩く、５００mℓのペットボトル一本分に相当する量です。一分間に二〇回呼吸するとして、一分間に約10ℓもの空気を吸いこむことになります。当然のことながら、大気中に漂っているほこりやカビ、細菌なども、大量の空気と一緒に入りこむことになります。

それらの有害なものを、ゴミの分別のごとく判別し、処理するだけでも、肺や気管支はおおわらわです。からだを正常な状態に保つため、知らないうちに肺や気管支では多大な努力が払われているのです。「今日の空気は汚れていたから、フィルター掃除をしよう」「ちょっとやばい細菌が入ってきたから、殺菌しなくちゃ」などと意識しなくても、黙って、淡々とそれらをこなしてくれているのです。

新型インフルエンザの水際阻止ではありませんが、肺や気管支は、いわば入国審査官のような役割も果たしているわけです。気管支の一部に傷ができたりすると、ふだんなら簡単に処理できる雑菌でも、その傷の部分から易々《やすやす》と体内に入りこみ、そこから病気が起こります。なかには、先天的に気管支の処理能力が低いために、生涯にわたって咳や痰に悩まされるというケースもあります。

虫歯の治療から肺炎に!?

実は、菌が侵入するのは空気からだけではありません。虫歯の治療や骨折のあとなどに、肺の病気になることもあります。肺は空気を取りこむ臓器ですが、最終的には血液とのあいだで酸素や二酸化炭素をやり取りしています。つまり、肺には血液も絶えず流れこんでくるのです。しかも、全身にいきわたった血液が、１００％還《かえ》ってくる場所が肺なのです。

血液循環のメカニズムは、心臓と血管だけがつかさどっているように思われがちですが、実は肺も重要な役割を担っているのです。

たとえば、虫歯があって歯肉から血液のなかに雑菌が入りこんでしまったとします。血液のなかでも当然のことながら免疫機能が働きます。しかし、そこで処理しきれなかった場合、雑菌は静脈の血流に乗って心臓に還ります。しかし、心臓はポンプですから、そこは素通りして、すべての血液が送りこまれる肺にたどりつきます。

肺の毛細血管には、歯肉から入りこんだ細菌や、骨折したときに骨から流出した脂肪などがやってきます。それらの異物を処理しきれない場合、肺に炎症が起こったり血流に障害が生じたりするので、それらを処理することも肺の重要な仕事です。空気だけではなく、静脈血のフィルターとしての役割も果たしているといえるでしょう。

このように、私たちが気づかないところで、肺は日々闘いながら生命を維持しています。この仕組みがわかってくると、肺が黙々と健気に闘い続け、連戦連勝してきた結果が、今私たちが「呼吸している」ということであり、生命活動を支えていることが理解できるのではないかと思います。

正しい呼吸のしかたとは

「正しい呼吸はどうすればいいのですか？」という質問を受けることがあります。

おそらく、これが正しくて、これは間違いというものはないのだろうと思います。人間のからだは多様な環境に対応することができるようになっています。呼吸法も、からだの動かし方も、これでなければいけないという固定したものではないと思います。からだの状況も環境も、刻々と変化し、それに合わせて適応できるというのが生命の奥深さです。しかし、一般論として「効率のよい呼吸法」というものは確かにあると思います。

健康なときには、いちいちそんなことを意識しながら呼吸するわけではありませんが、「鼻から吸って、口から吐く」というのが理にかなった呼吸のしかたです。

鼻から吸うことのメリットのひとつは、鼻からの呼吸では大きな異物が入りにくいということです。とても単純なことですが「鼻の穴」を通るもの以上の大きなものが入りこむことはありません。口はかなり大きなものまで入りこみます。一方、息を吐くときには狭い鼻孔からよりも口からのほうが吐き出しやすいのです。

正月に、お餅《もち》を喉の入り口に詰まらせて窒息を起こし、救急車で運ばれてくる患者さんもいます。大きなニュースになったゼリーを詰まらせる事故も、しっかりと口に入れて噛《か》んで飲みこむ（嚥下《えんげ》する）という形をとれば、窒息はしにくいと思います。おそらくツルンとした口当たりやなめらかな形状から、吸いこんでしまう、つまり息を吸うような形で口のなかに入れようとして、勢いあまって喉頭まで飛びこんでしまった結果だろうと想像されます。

鼻孔を通して息を吸うもうひとつのメリットは、加湿のメカニズムが働くことです。鼻が詰まっているときは、やむをえず口呼吸になりますが、たちまち喉が乾燥して痛くなるというのは皆さんも経験したことがあるでしょう。

さらに、鼻では鼻毛や鼻汁がフィルターの役割を果たして、ほこりや花粉などの異物が体内に入りこむことを阻止してくれます。ちなみに、気管切開をした人に装着する装具は、「人工鼻」と呼ばれます。これも乾燥した空気がそのまま入ってくるのを防ぐと同時に、加湿するためのメカニズムが勘案されています。吸いこんだ空気を加湿することは、気管支を守るためにとても大切なことなのです。

息を吐くときには、口から吐き出すほうがより効率的です。ＣＯＰＤなどの病気で呼吸困難におちいった患者さんは、息を吸えないのではなく、うまく吐けなくて苦しいので、口笛を吹くように圧力をかけてゆっくりと吐き出す「口すぼめ呼吸」（第七章参照）を指導します。そうすると、肺に入った空気を最後までしっかり吐ききることができるため、次に十分な息を吸うことができるからです。

たかが咳、されど咳

咳は、だれもが経験したことのある、身近な症状です。もちろん完全な健康状態なら咳は出ない。咳が出るということはなんらかの異常を示しています。

そもそも、なぜ咳が出るのでしょうか？

咳は、意識して出すこともありますが、基本的には自分の意思とは関係なく出るもので、からだの防御反応のひとつです。からだを守るための「反射」と考えられているので、悪いものではないのです。

同じようなからだの反射としては、光を目に当てたときに瞳孔《どうこう》が縮まる「対光反射」というものがあります。光の刺激からからだを守る、カメラの絞りのようなものです。「くしゃみ」も反射の一種です。鼻の粘膜を刺激すると、自然とくしゃみをしてしまいます。胡椒《こしょう》を振りかけたときなど、クシュンと出てしまうことがありますが、これも自分の意思ではなかなか止められません。

元来は空気だけが出入りするはずの気管支や肺に、何か別のものが入りこんでしまったのを感知したときに、反射的に外に押し出そうとします。咳は、そうした自然なからだの防御反応です。したがって、むやみに止めればいいわけではなく、気管支や肺を刺激し、咳を誘発している原因が何なのかを考えなくてはいけません。

もっとも多いのは、かぜによる咳

咳の原因は実にさまざまで、放っておいても治まる咳もあれば、重大な病気のサインである咳もあります。一般の人も、咳が続くときには自分のからだに何が起きている可能性があるのか、ある程度知っておいたほうがよいと思います。

圧倒的に多いのは「上気《じょうき》道炎《どうえん》」、いわゆる「かぜ」や喉頭炎のようなウイルス疾患による咳です。これは、咳以外の症状や咳が出始めてからの経過などから診断がつきます。たとえば、「五日前から咳が出るんです」という症状でも、「咳とともに透明な鼻水も出て、最初は喉も痛かったけれど、それはだいぶよくなった」といったケースであれば、「上気道炎でしょう（患者さんに対しては「かぜでしょう」といいますが）」ということになり、呼吸のしかたや音に問題がなければ、レントゲンも撮らないことが多いのです。

ところが、同じ「五日前からの咳」でも、血痰《けったん》をともなうようなときには、かならずレントゲン検査を行うし、痰の検査もします。さらに、それが何日も続くのであれば、ＣＴ検査や気管支内視鏡《きかんしないしきょう》検査を行うことになります。

このように、同じ咳の診察でも、症状の組み合わせや状況によって診断も治療もひと通りではありません。心配しすぎてもよくないし、楽観しすぎるのも困るというわけです。

しかし、そうはいっても咳をするのは非常に疲れるし、できれば早く止めたいと思うものです。咳止め薬などを服用して、早く咳を鎮めたいと願うのは当然のことでしょう。

咳の原因が明らかな場合は、もちろんその治療が最優先となります。咳の原因としてもっとも多い上気道炎の場合は、自分自身の免疫力によって自然によくなってくるのが一般的です。これらは、薬による治療をしなくても、たいていは二週間くらいのうちに自然に回復します。

咳が長期に続くと体力を消耗するうえ、激しい咳は胸の痛みをともないます。ときには激しい咳で肋骨が折れることもあります。咳というのは、横隔膜や肋間筋の運動で、それらの筋肉がぎゅっと収縮して異物を押し出す運動なので、意外にエネルギーを消費します。

驚いたことに、一回の咳で約2キロカロリーを消費するといわれますから、一〇回咳きこめばもう20キロカロリー、二〇回続けば40キロカロリーです。早歩きのウオーキング一〇分間で40〜50キロカロリーですから、激しい咳は結構なカロリー消費になり、体力を消耗して体重を減らしてしまうことさえあります。

実際に、長期間続いていた咳がよくなると、体重が増えてくる患者さんも少なくありません。「それなら、咳が続けばダイエットにもってこいではないか」と思うかもしれませんが、激しい咳自体で気管支の粘膜も傷つきますから、ダイエットにはもっと健康的な方法を選ぶのが健全でしょう。

咳は急には止められない

咳の多くは、三週間以内に治まる咳です。発熱や喉の痛みなど、咳以外の症状があるからといって、かならずしも重大な病気が隠れているというわけではありません。前述のように、原因としては上気道炎や急性気管支炎が圧倒的に多く、いわゆる「かぜ」による咳です。

かぜによる咳は、ウイルスが気管支の粘膜に取り付いて、粘膜が傷つけられた結果として起こると考えられます。ウイルスそのものを退治する薬はないので、つらい場合には、その症状を和らげる薬を処方します。

しかし、だれもが経験しているであろう、「かぜをひいた後の長びく咳」を、ぴたっと止める方法はないと思ったほうがいいでしょう。病み上がりには無理をせず、体力が回復するまでおとなしく過ごしなさい、という警鐘かもしれません。発症して一〜二週間で治まってくるようなら、まず心配のない咳だということです。ケガをした傷口が、翌日には元通りにならなくても、いつのまにかキレイになっているのと同じことです。

なかには、「咳が止まらないので、抗生物質をください」という患者さんがいます。日本人の「抗生剤信仰」は、まだまだ根強く残っているようです。いわゆる「かぜ」のウイルスによる感染には、抗生剤は効かないということを理解してほしいと思います。咳が止まらないからといって、つぎつぎに抗生剤の種類を変えたりするのは間違いです。

日本では、いまだに抗生剤が使われすぎている状況なので、そのことが耐性菌《たいせいきん》（抗生剤に抵抗性をもった菌）の増加につながっていると考えられています。ただし、膿性痰《のうせいたん》（黄色や緑色のきたない痰）や高熱、呼吸困難、喉の化膿《かのう》などをともなう場合は抗生剤の投与が必要なこともありますから、早めに医師の診察を受けることをお勧めします。

「むせる」メカニズム

健康な人でも、夢中になってしゃべりながら飲み物を飲んだり、あわてて食べたりすると、突然に「むせる」ことがあります。本来は、食べ物や飲み物は食道のほうへ入って胃袋に落ちるのですが、間違って気管のほうに入りかけることがあります。そうなると、「何か変なものが入ってきた！　出さなくちゃ」というわけで、咳とともに豆鉄砲方式で押し出そうとします。これが「むせる」「咳きこむ」という状態です。ですから、肺にとってはこの気管の入り口が最初の防人《さきもり》なのです。

皆さんも、食事中にむせて、しばらく咳きこんだりしたあと、忘れた頃に鼻の穴からご飯粒が出てきた！という経験があると思います。豆鉄砲方式で気道から押し出されたわけです。

意外な異物が入りこむこともあります。胃の検査で飲むバリウムが気管のほうに入ってしまうことがあります。おそらく、そのときにむせたはずですが、気づかないまま過ごし、数年後にたまたま受けたレントゲンの検査で固まったバリウムが写っていたということもあります。高齢者や声帯に麻痺《まひ》がある人のバリウム検査は、十分な注意が必要です。

また、呼吸器科の病気が疑われた場合、気管支内視鏡を気管に挿入して気管支の内部を覗《のぞ》く検査をすることがあります。検査中の咳や嘔吐《おうと》を抑えるため、気管支鏡を挿入する前に喉の部分に霧状の薬剤で麻酔をするのですが、それでもまれに検査中に嘔吐してしまう人がいます（原則として、気管支鏡検査の前は食事を抜いてもらいます）。そのときに気管支鏡で気管支の内部を観察すると、吐いたものが気管支のかなり奥まで、ひろく入りこんでしまっていることがわかります。

その逆の現象もあります。夢中になってしゃべり続けたりすると、知らないうちに空気を飲みこんでしまうことがあります。そうなると、お腹が張って苦しくなったり、大量にガスが出るようになります。「空気呑《どん》気症《きしょう》」などといわれますが、肺の組織が硬くなってしまう間質性肺炎《かんしつせいはいえん》（第二章参照）など、肺の拡張が悪い人に起こりやすい傾向があります。

つまり、呼吸をすることと、ご飯を食べたり水を飲んだりすることを、ごく当たり前のこととして私たちは無意識に行っていますが、実はそれらは「間違ったほうに入ってしまうかもしれない」という危険と、つねに隣り合わせの行為だといっていいでしょう。非常に精巧なメカニズムが、間違いのないように、そして起きているときも眠っているときも休みなく機能しているからこそ、自然に呼吸をしながら食べたりしゃべったりすることができるのです。

　前にも触れたお餅を喉に詰まらせる事故は、この気管の入り口にお餅が詰まってしまった結果です。特に高齢者は、飲みこむときに誤って気管支にお餅を運びやすく、気管の入り口に入りこんだ場合、咳で押し出したりする力が低下しているために、それを押し出すことができず、窒息しやすいのです。

また、抜けた歯が、気管に入ってしまうこともあります。

よくあるのは、人工呼吸管理をしている患者さんの場合です。人工呼吸器につなぐために管を口から入れるのですが、その際に、管と一緒に歯が気管に落ちてしまうのです。特に、高齢者になると歯肉ももろくなっているため、簡単に抜け落ちてしまいます。部分的な入れ歯がはずれて入りこむこともあります。

気管は、軟骨の部分と「膜様部《まくようぶ》」というペラペラの薄い部分とでできています。身近なものにたとえるとしたら、掃除機などの蛇腹《じゃばら》のホースにそっくりです。気管が異物を押し出すときには、その膜の部分だけがギュッと縮んでから、一気に伸びる力で、ポーンと押し出すのです。

多くの人は、「鼻孔」と「気管支」はまったく別の器官だと思っているかもしれませんが、実はひとつにつながった空気の通り道であり、粘膜の構造もよく似ています。したがって、花粉症などのアレルギー性鼻炎がある人は、気管支も敏感で、喘息を起こしやすいという傾向があります。

「健康な痰」はありえません

外来で患者さんに「痰は出ますか？」と聞くと、「ええ、朝は出ますけど、ふつうの痰ですから」という答えが返ってくることがあります。

そのたびに、（ふつうなら、そんなには痰は出ないんだけどな……）と心のなかで思うのです。

タバコを吸っている人は、慢性的に痰が出ます。痰が出ることを当然だと思っている人が多いのですが、それは大きな間違いです。

そもそも、痰とは何なのでしょうか？

気管支などの空気の通り道には、異物や細菌等が侵入した際に、それを捕らえて外に出す方法のひとつとして、粘液というねばねばした液をつくる細胞があります。気道の表面はこの粘液で被われ、乾燥を防ぐと同時に異物や細菌を捕らえる役割も担っています。粘液でキャッチしたものは、気管支の表面にたくさん生えている線毛という細かな毛が休みなく健気に動いて、喉のところまで運ばれてきます。

喉までできた分泌物は、集まって「ゴホッ」という咳の力によって痰として外に出されたり、あるいは飲みこまれて胃袋の酸の海に落とされたりします。つまり、咳も痰も、気道の健康を保つための役割をもったからだの防衛反応のひとつですが、異物が入ったり炎症を起こしたりしなければ、痰がほとんど出ないのが健康な状態です。

喫煙者の多くは慢性気管支炎のような状態のうえに、痰を出す力も低下していることが多いので、痰がたまりやすくなります。ヘビースモーカーになると、大切な気管支の表面の細胞が傷ついたり線毛が抜け落ちたりしてしまい、ますます「痰がきれない」状態になっていくことが多いのです。

「血痰」は重要なサインです。糸をひいたように赤いものが混じっている痰や、ピンク色の痰も血痰であることがあります。昔結核をわずらった人や気管支拡張症がある人は、特に新たな病気がなくても、古傷から出血することがあります。それらが思い当たらない人で、はじめて血痰が出たら、早めに呼吸器の専門医を受診したほうがいいでしょう。

また、糖尿病や肝硬変、心臓病、膠原病《こうげんびょう》（リウマチなど）などの病気をもっている人や、これまでに肺の病気を起こしたことのある人、ステロイド薬など免疫力を低下させる副作用のある薬を内服している人も、咳が長く続く場合は要注意です。

痰の検査をすることも

患者さんの痰を顕微鏡で調べる検査を、「喀痰《かくたん》検査」といいます。痰が出るのは、患者さんにとっては煩《わずら》わしい症状ですが、病気の原因を探るうえでは貴重な情報源になります。痰のなかにいる菌（一般の細菌、結核菌、カビ）や細胞（感染のとき増える細胞、アレルギーのとき増える細胞、悪性化したがん）を調べます。

喀痰検査には、朝一番の痰が最適です。私たちが眠っていても、気管支の内部では健気な線毛が不眠不休で、一生懸命に喉に向けて痰を運んでいます。口のなかは雑菌だらけなので、よくうがいしてから痰を取るようにすると、口のなかの雑菌を除いた肺や気管支からの菌の情報が得られます。

第二章　こんなときは、呼吸器科へ——いつもの外来診察から

呼吸器の病気にもいろいろあります

咳が出る、痰がからむ、息が苦しい、胸が痛い……。こんな症状がある人は、総合病院であれば「呼吸器内科」もしくは「呼吸器科」の受診をお勧めします。

呼吸器科では、肺炎や肺がん、肺気腫《はいきしゅ》、気管支喘息、間質性肺炎、非結核性抗酸菌症《こうさんきんしょう》、胸膜炎、気胸《ききょう》、慢性呼吸不全、サルコイドーシス、睡眠時無呼吸症候群など、気管支や肺の病気に関する診療を行います。

二〇〇九年に、若い芸人さんが肺結核にかかっていたことがわかり、接触した人が検査を受けるなどして話題になりました。また、二〇〇八年の春から初夏にかけて、百日咳が大人にも流行しました。これも呼吸器科で診療します。さらに、新型インフルエンザも重症化して肺炎を起こした場合には、呼吸器の病気として対処します。「呼吸器科」という診療科には馴染《なじ》みが薄いかもしれませんが、呼吸器の病気は意外に身近なところに存在しています。

呼吸器科の診察室

さて、呼吸器科にかかると、いったいどんな診察をするのでしょうか。眼科では眼を診るし、耳鼻科では耳や鼻を診察します。

では、呼吸器科では？　というと、「レントゲンを撮るんじゃないか？」程度で、どんな診察をするのかはあまり知られていません。これまで呼吸器科にかかったことのない大半の読者のために、呼吸器専門外来での診察内容と主な検査について説明しましょう。

呼吸器の診察では、いうまでもないことですが、まず患者さんの呼吸の様子を見ます。問診をしながら、呼吸の回数やパターンを観察します。会話の合間に「ヒュー」という音が入る場合は、喘息やＣＯＰＤなど、気管支が狭くなる病気があることを疑います。

また、長年の呼吸障害のある人は、無理して肺を膨らませるために、ふつうでは使用しない筋肉を動員します。その状態が続くために、首にある「胸鎖乳突筋《きょうさにゅうとつきん》」が異様に発達して太くなっていることがあります。また、肺の病気は心臓とも密接にかかわっているので、首の頸静脈《けいじょうみゃく》が太くなっていないか、足にむくみがないかなども触診して確認します。

呼吸器科内科医の聴いている音

続いて聴診で呼吸の音を聴きます。気管支に異常な音が聴こえる場合には、音の高さによって太い気管支か、細い気管支の音なのかを判断します。低い音であれば気管の太い部分、高い音であれば末梢部分だということがわかります。また、全体から聴こえるのか、左右いずれかの部分的なものかを聴きわけます。

肺の音も重要です。息を吸ったり吐いたりしてもらって音を聴きますが、たとえば肺気腫がある場合は、肺の音が「遠く」なります。肺炎が起きているようなときは、「プクプク」という粗い音が聴こえます。

余談ですが、聴診のトレーニングのために研修医教育用CDというものもあります。さまざまな呼吸音が流れてきますが、解説も単調なため、つい眠気を誘われます。専門医以外の人がこれを居眠りせずに聴き通すことは、至難の業だろうと思います。

呼吸器科の診察では「息を合わせる」ことが大切です。「はい、大きく息を吸ってください……。はい、吐いて……もう一度吸って……吐いて」と声をかけながら、その呼吸の

パルスオキシメーター

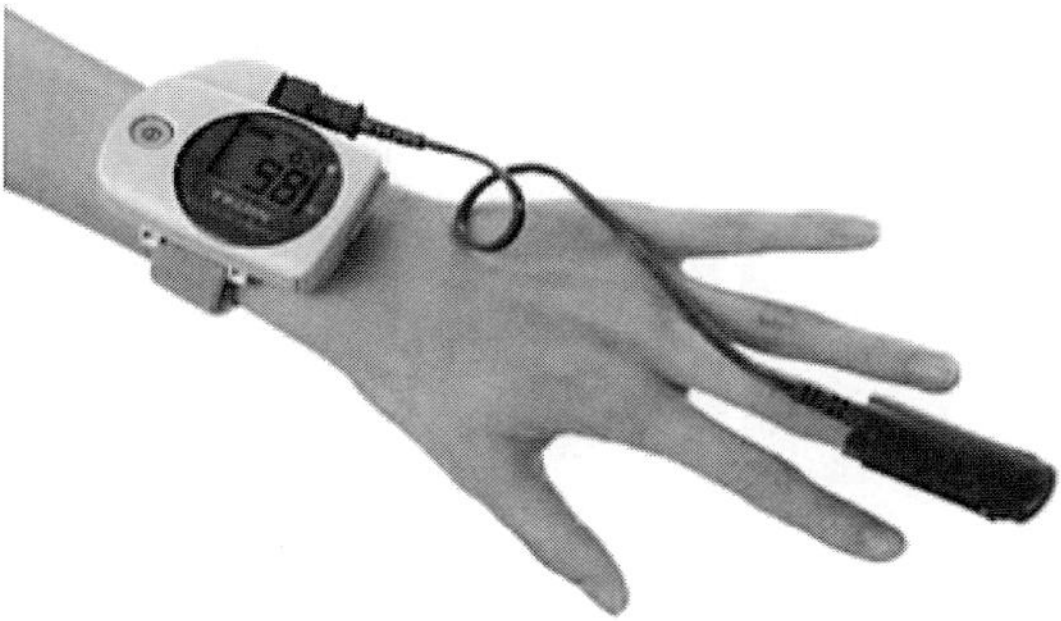

タイミングのどこで異常な音が聴こえるのかを聴きわけるのです。

たとえば、ＣＯＰＤと間質性肺炎では、異常な音のタイミングが異なります。ＣＯＰＤでは、息を吐くときに音が聴こえることが多くなります。一方、間質性肺炎のときには、息を吸い終わる最後のところで聴こえます。同じ喘息でも、聴診器を使わなくても吐くときに異常な音が聴こえるパターン、ふつうの呼吸では聴診器をあてても聴こえず、めいっぱい息を吐いてもらったときに「ヒュー」という音が聴こえるパターンなどがあります。

呼吸の音を聴く診察と同じように、呼吸器科を受診する患者さんのほとんどに行うのは、「パルスオキシメーター」という機器で、血液中の酸《さん》素《そ》飽《ほう》和《わ》度《ど》を調べることです。机の上に置いた小さな検査機器に指をはさむだけですから、とても手っ取り早く有用な検査といえるでしょう。

重症の患者さんにとっては、診察室に歩いて入ってきて会話をする、あるいは上着を脱ぐという行為だけでも、負荷がかかります。その時点でこの酸素飽和度の数値が極端に下がっていたら、たとえ息苦しさの自覚がない場合でも、そのまま放置しておくのは危険です。現在では、血圧計と並んで呼吸器科の診療では必須の機器となっています。

肺のレントゲンとCT検査

呼吸器の検査というと、まず「肺のレントゲン」と思う人が多いかもしれません。しかし、すべての患者さんに行うわけではなく、診察して必要だと判断したら撮影します。

レントゲン撮影だけではわからないこともあります。レントゲンはあくまでも息を吸って止めたときの静止した肺の画像なので、肺に空気が入って膨らんでいる状態です。肺気腫などがあっても、肺のスポンジのきめが粗くなっているかどうかまではわかりません。

また、一枚の写真だけでは、肺の状態を動的に見ることはできません。

肺がんの検診も、レントゲン検査だけではわかりにくいこともあります。そのような場合にはＣＴ検査が有効です。日本は世界でもっともＣＴなどの医療機器が普及している国です。海外から、日本ではＣＴを撮りすぎて、そのための被曝でがんの発生率が高くなっているのではないかと指摘されたほどです。

実際に、ＣＴによる被曝量はレントゲンの数十倍におよびます。したがって、医師は、それに見合っただけの情報が得られると判断したときのみ、ＣＴ検査をする必要があります。むやみやたらに「ＣＴを撮ってください」という患者さんもいるのですが、「これくらいの症状なら、その必要はありませんよ」と諭される背景には、そういう配慮があります。

近年話題の「メタボリックシンドローム」は、実は呼吸機能にも悪影響を及ぼします。内臓脂肪がたまっていると、つねに横隔膜が下から押し上げられているために、肺が十分に膨らむことができません。そのことはレントゲンにも如実に現れます。

下から押されて肺が狭くなっているうえに、からだの前後（胸やお腹）にも皮下脂肪がついているため、全体に紗《しゃ》がかかったような画像になり、せっかく撮影してもレントゲン写真から得られる情報量が限られてしまいます。

肺炎

二〇〇八年の暮れに、人気タレントの飯島愛さんが若くして亡くなったのは衝撃的なニュースでした。行政解剖と病理検査が行われ、亡くなった原因は「肺炎」だったということが判明しました。細菌の感染による肺炎だと思われますが、適切な治療がなされなければ、若い人でも肺炎が重症化し、死に至ることもあるのです。肺炎の多くは胸部痛や熱、咳、痰などの症状をともないますが、気づかないうちに悪化するケースもあります。

内臓で炎症が起きる病気には、胃炎や腸炎、肝炎、腎炎などといった病気がありますが、いずれもなんらかの原因によって粘膜や組織が炎症を起こしている状況をいいます。では、肺炎も同じでしょうか？　レントゲンで「影が出る」とは、いったいどんな状況なのでしょうか？

第一章で説明したように、肺はスポンジのような構造に空気を含んでいる組織になっています。外界からは、いろいろなものが入りこみ、肺は二四時間休まずにそれらを処理す

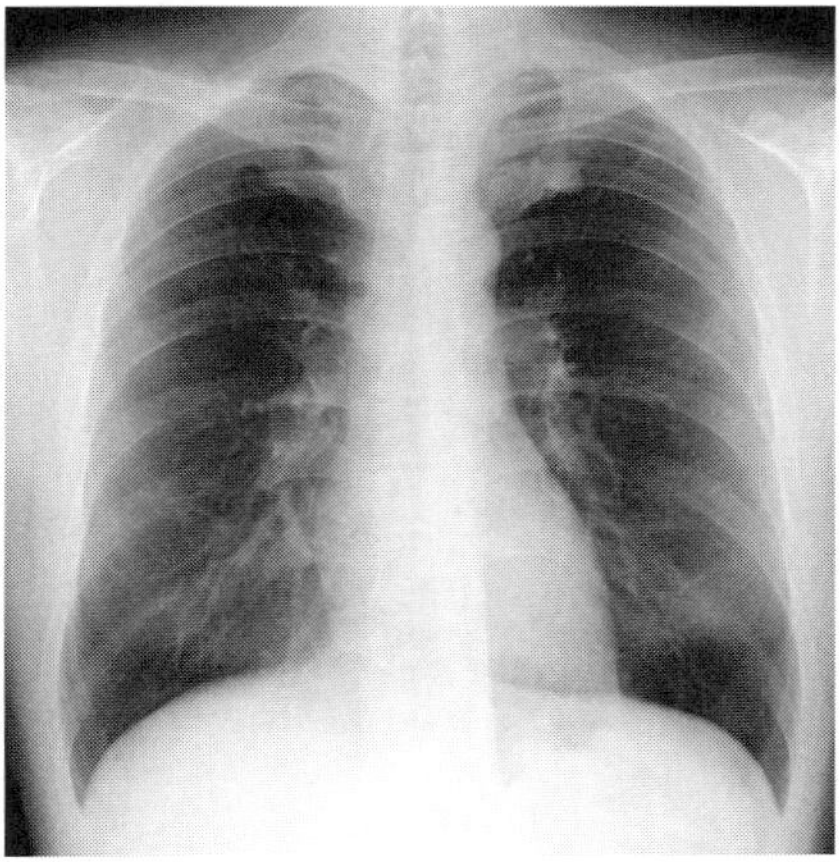

健康な人の肺のレントゲン画像

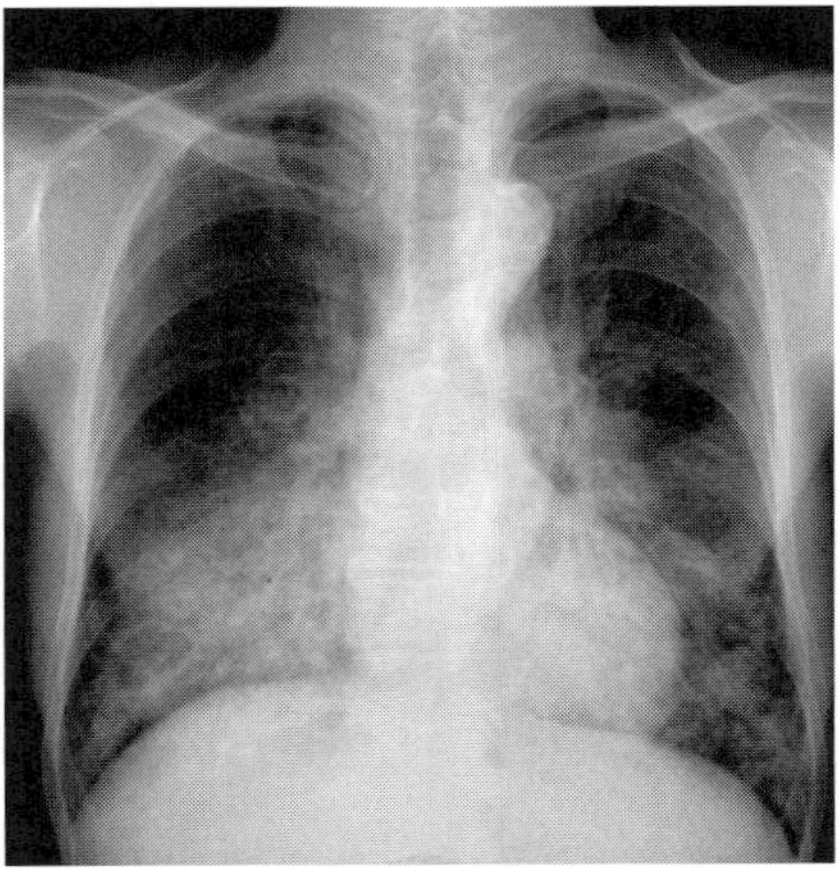

肺炎の場合、炎症が起きている部分が白く写る

ることを求められます。私たちが気づかないうちに、入りこんだ細菌やカビやウイルスなどをつねに排除し、肺の奥にまで入りこんだものも、免疫担当の細胞が処理してくれている――それが、健康な状態です。私たちの健康は何もせずに得られるものではなく、目に見えないところで体内のシステムが働いてつねに闘い、細菌やウイルスなどに勝ち抜いているからこそ、保たれているものなのです。

　その闘いがなんらかの原因で苦戦を強いられるとき、肺の組織にも炎症が起きてしまいます。それは、入りこんだ細菌やカビやウイルスの量が多量であるためかもしれないし、タバコや粉塵《ふんじん》の吸入などによって、肺の免疫力が低下したためかもしれません。いずれにしても自然界との闘いですから、力関係で菌やウイルスのほうが優位になってしまったとき、肺炎になるのです。

　高齢者や糖尿病、肝硬変、慢性腎《まんせいじん》不全《ふぜん》などの持病のある人が肺炎を起こすと、重症化してしまいます。菌などの異物が入りこんだときに闘ってくれる防衛軍（免疫力）の力が弱ってしまっているためです。ときには、肺から全身に炎症がひろがって生命を脅かすこともあります。肺は、炎症の最前線に立たされることが多い臓器なのです。

また、皮膚の傷と同じで、肺炎にも「治る程度」や「治りうる時間」というものがあります。ひどい擦《す》り傷は治りきるのに時間がかかるし、皮膚にいつまでも傷跡が残ることがありますが、肺炎も同じです。軽いものであれば影も残さずに治癒しますが、重症であればずっと痕跡《こんせき》が残り、レントゲンにも写ります。ときには、肺の組織が壊れてしまい、穴だらけの状態になっていることもあります。

間質性肺炎とインフルエンザ

「肺炎」という名前がついているもののなかで、ちょっとやっかいなのが「間質性肺炎」です。一般的に「肺炎」というときは、細菌による感染が原因の「細菌性肺炎」のことを指します。特殊な原因で肺に炎症が生じる状態が「間質性肺炎」です。その「特殊な原因」が何かは明確にはわかっていませんが、いくつかあると考えられています。

これまでに明らかにされているものとしては、アレルギー反応（第六章の夏型過敏性肺炎、鳥飼病《とりかいびょう》もこれに入ります）や粉塵の吸入によるもの、薬によるもの、まれに遺伝的要因によるものなどがあります。しかし多くの場合は原因不明で、それらは「特発性（原因のわからない）間質性肺炎」と呼ばれます。「原因不明の間質性肺炎」と名前をつければよいのですが、医学用語というのはわかりにくいものです。「特発性間質性肺炎」は特定疾患、いわゆる「難病」に指定されています。

間質性肺炎になると、肺の組織がなんらかの原因で炎症を起こし、正常な構造が壊されて機能を失います。一般の「細菌性肺炎」では多くの場合、ほとんど傷跡を残さずに改善するのに対して、「間質性肺炎」は傷跡を残しながら進行します。傷跡だけになった状態まで進行すると、「線《せん》維《い》化《か》」といって、組織自体が硬く変質して機能しなくなります。レントゲンおよびＣＴ検査で診断がつきますが、原因不明ですから根本的な治療法はありません。現在は、組織によってパターン別に分けて対処法を検討します。しかし、その分類のために、肺の組織学的な診断（肺生検＝胸《きょう》腔《くう》鏡《きょう》という内視鏡を用いて肺の組織を採取する検査）が必要になります。その結果をもとに、治療法や原因解明のための研究が進められています。

最近では、タバコも間質性肺炎の原因のひとつであることが判明してきています。また、間質性肺炎を起こしている人がタバコを吸うと、高い確率で肺がんを発症するということもわかっています。

原因不明といっても、間質性肺炎はなんらかの免疫の過剰な反応が関係していると考えられています。したがって、治療は過剰な免疫反応を抑えるということになります。過剰なものだけを抑えられるとよいのですが、そうはいかずに免疫機能全体を抑制する治療になります。具体的には、ステロイドや免疫抑制剤という薬を使用して炎症や線維化の進行を食い止めることを狙《ねら》います。

たとえばそこにインフルエンザウイルスなどの外敵が入ってくると、免疫は攪乱《かくらん》され、間質性肺炎のもとになっている免疫が暴走することがあります。免疫が暴走するというのは、クーデターに似ています。本来は自分のからだを守る役割をもった免疫の一部が、自分のからだに向かって攻撃をしてくるのです。そういう造反分子がいる状態では、なにかの刺激があるとすぐに大きな戦闘に発展してしまいます。これが、それまで安定していた患者さんが、ちょっとしたことでスイッチが入ってしまって急激に悪化する、「急性増《きゅうせいぞう》悪《あく》」といわれる状態です。数日で死に至ることもあります。ちょうど、二〇〇九年の新型インフルエンザの重症例や死亡例として報告されている症例と同じような経過をたどることが多いのです。

間質性肺炎の患者さんに「熱が出ました」などといわれると、呼吸器科医はドキッとします。しかし、自覚症状がないうちは、患者さんの側は「たいしたことはない病気だ」と考えていることが多く、ふつうに生活しています。もちろん、それで何もなければよいのですが、間質性肺炎であることを気にしないまま、それを伝えずに専門医以外の医療機関を受診して、「かぜでしょう」で済ませてしまう場合もあり、非常に危険です。

一〇年ほど前まで――インフルエンザの簡易検査キットなどもなかった時代――は、今のように感染管理も徹底していませんでした。医療者は高熱が出ていても休めずに働いていました。そんな状態のときに担当していた間質性肺炎の患者さんが、急激に悪化したような症例を経験している医師もいると思います。今となっては検証のしようがないのですが、医療者からインフルエンザが感染してしまった可能性も否定できません。

また、入院していた間質性肺炎の患者さんが、少し回復して、年末年始などに外泊で自宅に帰るときは要注意です。お正月には家族が集まって、小さなお孫さんと接することも多いでしょう。高齢の患者さんが、お孫さんからかぜやインフルエンザをうつされ、病院に戻ってきて急激に悪化し、そのまま亡くなってしまうようなこともあります。
近年、抗線維化作用をもつ内服薬が使用できるようになり、期待されていますが、残念ながら硬くなった肺を元に戻すほどの力はありません。進行していく病気のスピードを遅くするのが精一杯のようです。

新型インフルエンザ

二〇〇九年の春から新型インフルエンザが世界中で大流行し、蔓延《まんえん》しました。当初は、かねてから危惧《きぐ》されていた強毒性のウイルスを想定していたため、大騒ぎになりました。幸い、強毒性の鳥インフルエンザがヒトに感染したものではなく、致死率は高くないということがわかってきました。

流行期の初期に、「慢性の呼吸器の病気をもっている人は重症化することも多い」というニュースが何度も流れました。喫煙による肺気腫や慢性気管支炎は、その代表といっていいでしょう。

その理由には、大きくふたつの側面があります。

ひとつは、免疫力が低下するという問題です。ＳＡＲＳ（重症急性呼吸器症候群）にしても、Ｏ－１５７やノロウイルスにしても、なんらかの感染症が流行すると、その原因になるウイルスまたは菌だけが悪いと思われがちですが、感染し、発症するかどうかは、つねにその人の免疫との関係で決まるのです。実際に、今回の新型インフルエンザでも、家族内で感染が起きて、子どもは兄弟間で感染したのに、両親や祖父母はだいじょうぶというケースが多数ありました。これは、健康な成人の多くは、過去のウイルス感染によってなんらかの免疫ができているためだと考えられます。

しかし、何かの基礎疾患（その人がベースにもっている病気）があると、免疫が十分に働きにくい、もしくは免疫力そのものが弱い状態になります。そうなると、ウイルスとの闘いにおいて分《ぶ》が悪くなり、重症化しやすくなると考えられます。

呼吸器にＣＯＰＤなどの慢性疾患をもっている人は、肺や気管支の正常な防御メカニズムの構造が壊れているため、免疫力も働きにくいのです。しかも、タバコを吸っていると、直接に免疫を担当する細胞や組織の働きを弱めてしまいます。つまり、はじめから分が悪い敵地で、数も士気も低い兵隊ばかりで闘うようなものです。このような状況でインフルエンザウイルスの攻撃を受けたときには、いうまでもなく苦しい闘いになります。

もうひとつは、肺機能の予備力が低下しているという問題です。

健康な人は、ふだんの日常生活で肺機能をフルに使用することはありません。極端な話、若くて健康な肺をもった人であれば、片方の肺を切除することになっても、酸素ボンベに頼ることなく生活できます。しかし、酸素の必要量が増える状況になったときは、肺機能をフル活用する必要が生じます。遅刻しそうになって駅までダッシュするときには、呼吸の回数も、深さも、心臓の鼓動も増加させて対応します。肺機能というものは、何かに備えての余力の部分が大きいのです。

ＣＯＰＤをはじめ、慢性の呼吸器の病気をもっている人は、この予備力が少なくなっています。肺がなんらかのダメージを受けたときに、少ない予備力はすぐに尽きてしまい、容易に生命が危険にさらされることになるのです。しかも、インフルエンザウイルスで傷ついた組織には、別の細菌による感染が襲いかかりやすくなります。自然界では、弱った獲物にはつぎつぎと捕食者が襲いかかります。われわれヒトも、自然淘汰《とうた》の原理から逃れることはできません。免疫が低下し、備えの余力も尽きてしまうのですから、生命が危険にさらされることは容易に想像がつくでしょう。

そもそも、インフルエンザは肺を侵入路とする疾患なのです。正確にいうと、呼吸器というゲートから侵入し、そこから全身にひろがって脳や心臓にまで至ることもある全身疾患です。脳がウイルスに冒されれば「インフルエンザ脳症」に、心臓に及ぶと「心筋炎」になって、生命の危険が生じます。

また、新型インフルエンザはこれまでの季節性インフルエンザとは異なり、冬から春にかけてのみ流行して終息するというものではありません。これからしばらくは、流行のピークと下降をくり返すこの新型インフルエンザとの闘いが続くでしょう。

軽視できない結核

先にも触れましたが、二〇〇九年に若いお笑い芸人さんが肺結核にかかり、マスコミにも取り上げられました。結核は過去の病気と思われていたので、驚いた人も多かったようです。

ＷＨＯ（世界保健機関）によれば、世界的には、結核は今も死亡原因の第七位になっている重大な病気ですが、日本では、第二次世界大戦後の社会状況の改善によって、死亡者も発病者も減少傾向にありました。その後、一九九七年には再び新規結核患者数が増加に転じ、一九九九年に厚生省（現・厚生労働省）から結核緊急事態宣言が出されましたが、その後はふたたび減少傾向を示しています。しかし、先進国のなかでは日本は結核の蔓延国であり、罹患率《りかんりつ》は米国の四・五倍にも及んでいるのです。

　結核は、結核菌による感染症ですが、そのほとんどは肺の結核です。症状は「咳、痰、だるさ、微熱」などで、かぜとよく似ています。そのために本人もかぜだと思いこみ、悪化するまで放置してしまうことも少なくありません。かぜとの違いは、これらの症状がよくならずに、長期間続くことです。

　結核菌に感染しても、多くの人は発病しないまま、免疫の力で菌の増殖を抑えこみます。感染を早く発見することができれば、ほとんどの場合、周囲の人にうつす危険性はなく、外来の治療だけで治癒します。

　しかし、発見が遅れると肺に穴が開き、痰の検査で結核菌が見つかります。この段階までくると、周囲の人に感染する危険があるため、隔離入院して治療しなければいけません。

一般的な治療は内服薬です。毎日三〜四種類の薬を六〜九か月間、飲み続けます。薬の選択は、患者さんの病状や合併症、菌と薬の相性によって決定されます。

こうすれば結核にかかるのを防げるという、特に効果的な予防法はありません。しかし、日々の生活で気をつけるべきことはあります。自然の連鎖のなかで生きている人間として、さまざまな微生物と闘ってくれている体内の防衛軍、つまり自分の免疫をつねによい状態に保つことです。

逆にいえば、免疫力を弱めるような生活習慣をつつしむこと——具体的には糖尿病や肝臓病などの生活習慣病にならないような食生活を心がけ、タバコを吸わないこと、十分な休養をとって過労をさけること、これら当たり前のことがいちばんの予防策です。そして、もし「咳、痰、だるさ、微熱」などの症状が二週間以上続くときは、かぜだと思いこんで放っておかず、かならず呼吸器科の診察を受けることです。もちろん、年に一度は健康診断で胸部X線写真（レントゲン）検査を受けることも大切です。

肺気腫と慢性気管支炎

「肺気腫」は、高齢化とともに急増していながら、意外に病名が知られていない病気の代表といっていいでしょう。肺気腫は、肺胞の壁が溶けてスカスカの袋のようになってしまう病気です。スポンジにたとえると、きめ細かい小さな袋が壊れて、虫が喰ったように穴が開いた状態で、呼吸をしても、肺胞と毛細血管での血液のガス交換の効率がきわめて悪くなります。この病気はほとんどの場合、喫煙の習慣が原因です。

肺気腫も慢性気管支炎も、じわりじわりと進行しますが、かなり悪化するまではほとんど症状がないことが多いうえ、咳や痰、息切れといった自覚症状は、「年をとれば当たり前」「タバコを吸っているからしかたない」と放置されているのが現状です。そのため、呼吸機能が低下して日常生活に支障をきたすようになるまで医療機関を受診していない場合がほとんどで、そうなると治療は難しくなります。

この病気は早期診断、早期治療がとても大切です。なぜなら、肺は肝臓とは異なり、いったん壊れてしまった組織は再生しないと考えられてきたからです。できるだけ早く見つけて禁煙をすると同時に、進行を遅らせるための治療を始めることが必要なのです。

息切れがひどくなって、日常生活も苦しくなった患者さんには、少しでも苦痛を和らげるための「呼吸リハビリテーション」を指導します。リハビリが必要なのは、骨折や脳梗《のうこう》塞《そく》のあとだけではないのです。

近年、この肺気腫と慢性気管支炎とされていたものを併せて、「慢性閉塞性肺疾患」と定義づけ、英語名の頭文字をとって「ＣＯＰＤ」と呼ぶようになりました。この病気については、第三章でさらに詳しく述べます。

気管支喘息

喘息は、以前は同じ患者さんが発作をくり返して、再三入院することも多い病気でした。近年は喘息治療薬の進歩によって、喘息発作で入院する患者さんは少なくなりました。なかでも、内服よりはるかに少ない量の吸入ステロイド剤が普及して以来、入院患者さんのみならず、救急外来を受診する患者さんの数も減少しました。一流のスポーツ選手でも、喘息をコントロールしながら活躍する例が増えてきていることは、患者さんにとって心強いお手本でしょう。

また、「ピークフローメーター」という器具を利用した体調の自己管理や、事前に主治医と相談し、発作時に使用する薬剤を発作が軽いうちに使えるよう、「喘息日誌」を記録して管理することによって、発作を予防し、重症化を阻止できるようになりました。

胸膜炎

胸膜炎は、一般の人には聞き慣れない病名かと思います。肺の外側を被っている胸膜に炎症が及び、胸水がたまってくる病気です。肺炎、肺結核や肺がんが原因となることがあるので見のがしてはいけません。胸膜の外側には、肺が動きやすくなるように潤滑油のようなごく少量の水分（胸水《きょうすい》）が存在しています。少量とはいっても、淀《よど》んでたまっているわけではなく、呼吸の運動によって陰圧になっている胸の壁のなか（胸腔）へと湧《わ》き出し、肺の組織のリンパ管などへ流れこんでいると考えられています。

　このダイナミックな流れが炎症やがんによって傷害され、胸水がどんどん増えてしまった状態が胸膜炎といわれる状態です。胸水が大量に貯留すると肺を圧迫し、咳や息切れが起きることがあります。また、肺のなかには知覚神経がないので、肺炎や肺がんでも痛みを感じることはありませんが、胸膜の知覚は敏感です。病気が胸膜に及んだ初期には、胸に呼吸や咳をするたびに強くなる痛みを感じることが多いようです。

スレンダーな青年と喫煙者は要注意――自然気胸

前述したように、肺は、視覚的に見るとスポンジのような構造をしています。そのスポンジは薄い胸膜で被われています。ときに、この膜が破れて空気が漏れ出てしまうことがあります。まさにタイヤのパンクのような状態――それが「気胸」です。膜が破れるために胸痛が起こったり、肺が破れて縮んでしまうために強い息切れをともなったりします。

「自然気胸」は若い男性に多い病気で、しかもやせていて背が高いスレンダーな体型の人に起きやすいことが知られています。肺の成長が急激な身長の伸びについていけず、肺や胸膜の一部が薄く弱くなり、そこに風船状のもの（嚢胞《のうほう》あるいはブラと呼ばれます）ができて破れやすくなっていると考えられています。

風船を膨らますとき、風船の表面の弱い部分だけがプクッと膨らんでしまうことがあります。そうなると膨らんだ部分が薄くなり、そこが破れやすくなります。自然気胸が起きる様子も、これとよく似ています。

これに対して、中高年者の自然気胸の多くは、喫煙と関連した肺気腫や間質性肺炎がベースにあり、肺の組織がもろくなっているために起こります。この場合は肺の外側だけでなく、内側にもボコボコと風船状の嚢胞ができて肺が破れます。俳優の津川雅彦氏が、気胸が再発して手術を受けたこともニュースになりました。

もちろん、肺のパンクですから、交通事故による外傷や、刃物による傷などによっても生じます。鍼《はり》治療を受けたあとに気胸を起こした例にもときどき出合います。

タイヤのパンクと同じように、開いた穴が大きければ肺も縮んでつぶれてしまうのですが、軽症の場合は、チューブレスタイヤのように穴が自然にふさがり、特に外科的な治療をしなくても安静を保つだけで治ってしまいます。肺のつぶれが大きい場合には、針を刺したり、より太いチューブを入れたりして肺の外に漏れ出た空気を持続的に抜き、つぶれた肺を膨らます治療を行います。それでも、空気の漏れが止まらないときには、手術をして肺の空気が漏れ出ている部分を切除することになります。

自然気胸は、重症であれば呼吸困難と胸の痛みで病院に駆けこむでしょうが、軽度であれば背中の痛みが続く程度で、気づかないことも珍しくありません。健康な人でも健康診

咳のセルフチェック・ポイント

◎は要注意項目です

1. 咳の経過と咳の分類

●いつ頃からどれくらいの期間、続いているか？
　──→◎二～三週間以上続くときは受診する
●「痰がからむ咳」か、「痰が出ない咳（空咳）」か
●咳や痰の出やすい時間帯、場所、環境（職業性の喘息などの可能性）

2. 咳以外の症状

●痰の色と量
　──→◎黄色や緑色のきたない痰や血痰は要注意
◎喘鳴（ゼイゼイという音がする）　◎呼吸困難（息切れ）
●鼻汁、くしゃみ　●胸やけ　◎胸痛（胸の痛み）
◎高熱　◎微熱が続く　◎体重の減少

断で小さな気胸が見つかることがあります。

見のがしてはいけない咳とは?

咳をともなう病気は、かぜなどの軽い病気から肺がんなどの重大な病気までさまざまですが、後者を見落としてはいけません。さらに、それらの病気にも、急に悪化して進んでしまう急性の病気のグループと、ゆっくり進行するけれども見のがすと命にかかわる病気のグループとがあります。

咳をともなう急性の病気の代表的なものは肺炎、胸膜炎、自然気胸、そして心臓が弱ってしまった結果生じる心不全などです。いっぽう、ゆっくり進行する病気の代表は、肺がんと肺結

核です。

見落としてはいけない咳を見分けるポイントは右の通りです。

心不全・肺がん・結核の咳

咳や息切れの原因が心臓にあった、という場合もあります。心臓と肺は密接な関係にあり、心臓がバテてしまって血液の循環が悪くなると、足や顔のむくみと同じように、肺にもむくみが出てきます。肺がむくんでしまうと、咳や息切れが起きることがあります。これが「心不全」による咳で、ピンクの痰をともなうことがあります。

「肺がん」は、日本人の死因となるがんの第一位にランクされるという、実に不名誉な病気です。胃がんをはじめとして、ほかのがんによる死亡が横ばいないしは減ってきているのに対して、増加傾向を示しています。特に喫煙者は肺がんのリスクが数倍になることを覚悟しなくてはいけません。血痰や胸痛をともなうこともありますが、実はこの病気に限っていえば、それらの症状が出たときには、残念ながら手遅れであることが多いのです。

「結核」は過去の病気だと思われていますが、けっしてそうではありません。わずかではありますが、結核も死亡者数が増加に転じています。特に最近増えているのは、高齢者の結核です。これは若い頃にかかった結核が、年を取って免疫力が落ちてきた頃に再発するというケースが多いためです。咳とともに痰が続く、血痰や微熱が続く、あるいは寝汗をかく、体重減少などの症状があったら要注意です。

長く続く咳の意外な原因

「咳が続いてつらいんです」という訴えで、呼吸器内科を受診する患者さんは少なくありません。咳のために眠れない、胸が苦しい、疲れる……など、慢性の咳の弊害はいろいろです。三週間以上続く咳であっても、かならず重大な病気が隠れているというわけではありません。慢性の咳の原因として、頻度が高いにもかかわらず、意外に知られていない病気を三つ挙げておきましょう。

1．咳だけが続く喘息

喘息の特殊系とでもいいましょうか——ゼイゼイヒューヒューいう発作を起こす気管支喘息ではなく、咳だけが続くタイプがあり、これを「咳型喘息」と呼んでいます。喘息というと、子どもの小児喘息が多いと思われがちですが、最近は中高年以上の人にも見られるようになりました。

これはアレルギー性の病気なのです。春や秋に多く、通常の気管支喘息と同じように明け方などに悪化します。季節の変わり目や早朝に咳が出て、それがしつこく続くようなら、この病気を疑ってみることが必要でしょう。「気管支拡張薬」という気管支を拡げる薬で反応を見て、診断がつけば吸入ステロイド薬も加えて治療します。咳型喘息の約30％は、いわゆる発作を起こす気管支喘息に移行するといわれていますが、早期に吸入ステロイドを投与すると、移行しにくくなるといわれています。

また、日本から提唱されている「アトピー咳嗽《がいそう》」という病気があります。咳型喘息と似ているので区別が難しいのですが、わかりやすい違いは「気管支拡張薬が効かない」ことです。そのかわりに、抗ヒスタミン薬という、アレルギーに対する薬が有効です。また、吸入および内服のステロイド薬で治療することもあります。

2．鼻と関連する咳もある

喉ではなく、鼻の病気からくる咳もあります。専門的には「後鼻漏《こうびろう》」といい、本来は鼻水として鼻から排出される分泌物が、喉にまわって粘膜を刺激することで咳が出ます。つまり、後ろの鼻だれなのです。

慢性副鼻腔炎《まんせいふくびくうえん》（いわゆる蓄膿症《ちくのうしょう》）やアレルギー性鼻炎などで、鼻づまり症状や鼻水が喉に落ちる感じがあるようなら、後鼻漏の可能性があります。なかには、咳が続く症状とともに、「もう長いこと、ニオイがわからなくて困っている」と訴える患者さんもいます。

後鼻漏の場合は、耳鼻科の診察も受けながら治療することになります。

3．胃食道逆流症（GERD）による咳

これもまた意外なのですが、胃の病気が引き金になって咳が出ることもあります。なんらかの原因で、胃で分泌された胃酸が食道のほうまで逆流する病気を「胃食道逆流症」といいます。胃酸によって食道が刺激され、神経を介して咳の反射が起こるのです。

あるいは、胃液が間違って気道にまで吸いこまれてしまうことによって咳が起こることもあります。咳以外に、胸やけがする、あるいは食後すぐに横になると咳が出やすい、などの症状があるのが特徴です。診断のために、内視鏡（胃カメラ）で食道の状態を観察して、胃酸の逆流があるかどうかを調べることもあります。

そして、胃食道逆流症の場合には、胃酸を抑える薬——一般的にいう胃薬です——を服用すると、「あら不思議、咳がとまった」という結果になります。

咳が続くときの治療

咳の治療では、まず大きく「痰の出る咳」と「痰の出ない咳」に分けて、咳のつらさを和らげる治療を考えます。

ゴホゴホいうような痰がからむ咳の場合は、鎮咳薬《ちんがいやく》（咳止め薬）を使っても咳が治まらないことが多いし、むやみに薬をつかうと本来は外に排出されるべき痰をためこんでしまうことになります。そこで、痰をともなう咳が出る場合は、痰のすべりをよくする薬や、気管支の線毛の働きを促す薬、気管支を拡げる薬などを使って痰を出すのを助ける治療が基本となります。もちろん、原因がわかっているときには、それを除去する治療も行います。肺炎なら抗生剤、喘息であればステロイド吸入薬などが処方されます。

一方、コンコンという痰の出ない咳——いわゆる「空咳」の場合は、咳を止める薬を用いてこれを抑える治療を行います。気胸や肺がんの咳は、痰をともなわない咳が多くなります。また、咳が咳を誘発するという現象もあり、これがなかなか治まらない原因にもなっています。咳の刺激によって気管支が傷ついてしまい、それが刺激となってまた咳が出るという悪循環です。抑えたほうがよい咳の場合は、いくつかの種類の鎮咳薬を組み合わせたり、より強力な薬を使ったりすることもあります。

第三章　息切れ外来とＣＯＰＤ

「息切れ外来」の登場

総合病院に行くと、診療科がいくつにも分かれているうえ、どれも難しい名前ばかりで、その日の自分の症状をいったい何科で診てもらったらよいかわからないことさえあります。「消化器科」「呼吸器科」「循環器科」といった診療科の呼び名は、医療側の都合による分類です。でも、肝臓の病気は「消化器科」、心臓の病気は「循環器科」が担当していることなど、患者さんの側はよくわからないのがふつうでしょう。そのため、近年は「頭痛外来」や「めまい外来」など、患者さんにわかりやすい呼び名の診療科を名乗ることができるようになり、病院にはいろいろな名前の診療科が増えてきました。

私が勤務する病院にも二〇〇七年から「息切れ外来」が設けられ、私が診療を担当しています。「息切れ外来」は文字通り、なんらかの原因で息苦しさや呼吸困難を自覚している患者さんのための専門外来です。「息切れ」という症状の背後には、たとえば気管支喘息や慢性閉塞性肺疾患（ＣＯＰＤ）、間質性肺炎など、慢性の呼吸器疾患がある可能性があります。それらを適切に診断・評価して治療に結びつけていくのが「息切れ外来」の役割です。

「息切れ外来」を受診する患者さんの多くは、かかりつけのクリニックで右のような呼吸器の病気の疑いがあると診断され、より詳しい診察を受けるために紹介状を持ってくるケースです。ところが、自覚症状として息苦しさや呼吸困難が起きる病気は、呼吸器の病気だけとは限りません。

たとえば、心臓の具合が悪いときも、息切れを感じることがよくあります。こういうときは、循環器科で心臓の働き具合を調べなければいけません。また、精神的に強いストレスを感じたときにドキドキして息苦しさを感じるといって受診する患者さんも意外に多いのです。呼吸というものは、緊張や不安など、精神的なことに影響されやすいものなのです。これは「パニック症候群」と呼ばれ、精神科や心療内科が担当します。

かぜで咳が長びく場合にも息苦しく感じるし、知らないうちに喘息にかかっていることもあります。同じ「息切れ」という訴えであっても、いろいろな病気の可能性があるので、慎重に診察をして原因を調べます。そして、呼吸器疾患以外の病気で息切れが生じていると思われる場合には、それぞれ専門の診療科を紹介します。

本人が自覚しない「息切れ」もある

ひと口に「息切れ」といっても、日常のどんな場面で自覚するのか、どの程度の息切れなのかは、病気の種類と進行度によっていろいろなパターンがあります。じっとしていても息切れがする場合、運動したときに息切れがする場合、そして本人はほとんど気がつかないのに、まわりの人からは「苦しそうに見える」場合もあります。

また、静かにしているときには気づかない息切れもあります。無意識につらい動作を避けていることがあるからです。たとえば、呼吸機能が低下してきて階段を上るのが苦しくなってくれば、なるべく階段を使わないようになり、エスカレーターがあれば自然とそちらを使うようになります。そうなると、息切れがあってもそれを感じる場面がなくなり、自覚せずにすんでしまうのです。現代の便利な生活では、このような場面が多いのではないでしょうか。

「前かがみになると苦しい」という場合も要注意です。呼吸機能が低下すると前かがみの姿勢で息苦しく感じるようになります。たとえば、洗面台の前に立って顔を洗う、前かがみになって髪を洗う、靴下をはく、ズボンをはく……などの動作が苦しいのです。これは、前にかがむ姿勢をとることによって、横隔膜をはじめ肺を動かす呼吸筋の運動が制限されるために、呼吸がしにくくなるからです。

このように、病気の原因や重症度の違いによって「息切れ」にもいろいろなパターンがあります。息切れの原因をつきとめて、そのレベルに応じた対処法を考えるために、外来では息切れの現れ方や生活習慣などに関する質問をしたり、第二章で説明したような呼吸器科共通の診察、そしていくつかの検査を行ったりします。

息切れのレベルを客観的に表現するのは難しいのですが、私たちは、次頁に示すような分類で重症度を分けています。

検査は、胸のレントゲン検査やCTなどの画像検査をはじめ、後で説明する「スパイロメトリー」という呼吸機能検査、第二章で紹介したパルスオキシメーターによる血中酸素飽和度の検査、血液中の酸素と二酸化炭素の測定などがあります。

息切れを客観的に表す分類

1. フレッチャー・ヒュー・ジョーンズ（F-H-J）分類：これまで日本で多く用いられてきた分類

Ⅰ度	同年齢の健常者とほとんど同様の労作（注：からだを動かすこと）ができ、歩行、階段昇降も健常者並みにできる
Ⅱ度	同年齢の健常者とほとんど同様の労作ができるが、坂、階段の昇降は健常者並みにはできない
Ⅲ度	平地でさえ健常者並みには歩けないが、自分のペースでなら1マイル（1.6km）以上歩ける
Ⅳ度	休みながらでなければ50ヤード（約46m）も歩けない
Ⅴ度	会話、着る物の着脱にも息切れを自覚する。息切れのために外出できない

2. MRC（British Medical Research Council）息切れスケール：世界で一般的に用いられている分類

Grade 0	息切れを感じない
Grade 1	強い労作（注：からだを動かすこと）で息切れを感じる
Grade 2	平地を急ぎ足で移動する、または緩やかな坂を歩いて登るときに息切れを感じる
Grade 3	平地歩行でも同年齢の人より歩くのが遅い、または自分のペースで平地歩行していても息継ぎのため休む
Grade 4	約100ヤード（91.4m）歩行したあと息継ぎのため休む、または数分間、平地歩行したあと息継ぎのため休む
Grade 5	息切れがひどくて外出ができない。または衣服の着脱でも息切れがする

1, 2ともに日本呼吸器学会編「COPD（慢性閉塞性肺疾患）診断と治療のためのガイドライン」より引用、改変

肺の生活習慣病「COPD」

「タバコ＝肺がん」というイメージが強いため、喫煙が原因で起きるさまざまな病気があるにもかかわらず、肺がん以外の病気のことは意外なほど知られていません。なかでも、慢性の呼吸器症状のために、かかりつけ医から「息切れ外来」に紹介されて受診する患者さんの多くにみられる「慢性閉塞性肺疾患（ＣＯＰＤ）」はその代表例です。

この難しげな名前の病気のことは、第二章でも簡単に触れました。一九五〇年代頃からタバコの販売量および消費量が増加し、その影響が出る二〇年後になって、ＣＯＰＤによる死亡率が世界的に増加してきています。ＷＨＯによれば、一九九〇年にはＣＯＰＤは死亡原因の第六位でしたが、二〇〇五年には第四位になっており、二〇二〇年には第三位にランクされると考えられています。

それほど問題になっているにもかかわらず、海外でも日本国内でも、この病気に対する認知度は低かったのです。そこで、「メタボリックシンドローム」のようになじみやすい病名をつけようということで、ここ数年は「Chronic（慢性） Obstructive（閉塞性）

Pulmonary（肺） Disease（疾患）」という英語名の頭文字をとって「ＣＯＰＤ」という病名で呼ばれるようになり、少しずつ世間に浸透してきています。

　ＣＯＰＤは別名を「タバコ病」あるいは「肺の生活習慣病」ともいう通り、喫煙や特殊な職場環境などが原因で、肺や気管支の組織が壊れてしまう病気です。

　イギリスでは一九五〇年代に、大気汚染による「慢性気管支炎」が問題になっていました。空気の通り道である気道の炎症が慢性化し、咳や痰が続いている人がたくさんいたのです。いっぽう、アメリカでは病理的見地から、肺の組織が破壊された「肺気腫」としてとりあげられてきていました。肺胞という肺の末梢部分の組織に弾力がなくなって拡張し、肺そのものが膨張した状態です。肺の容量は大きくなっても、構造が壊れてしまっているのでは、ただの空気を入れている袋です。われわれが呼吸で利用するための酸素を血液に溶かしこむ能力は低下します。

　現実的には、両者が混在することが多いのですが、専門家のあいだではどのような病態をどのように呼ぶかということが、長年議論されていました。しかし、大切なのはもっとひろく一般の方にタバコによる「肺の生活習慣病」を認識してもらうことであるという観点から、専門家が討議して、「どちらも喫煙と関連が深い病気なのだから、これらをひとくくりにして〝ＣＯＰＤ〟という呼び名で捉えよう」ということになったのです。

「息切れ」「咳」「痰」がサインだが……

ＣＯＰＤという病気のやっかいなところは、かなり悪化するまではこれといった自覚症状がないことです。個人差もありますが、少し病気が進んでも、多くは咳や痰、坂道での息切れなど、ありふれた症状が見られる程度です。しかし、まだこの段階では、多くの場合「年齢のせい」としてかたづけられてしまいます。病状がさらに進んで肺の組織が壊れてくると、呼吸による肺でのガス交換がうまくいかなくなるために、何もしなくても息切れを感じるようになります。ほとんどの場合は、ある程度病気が進んできたときに、何かのイベントが加わり、そこではじめて症状を自覚します。イベントというのはインフルエンザやかぜ、肺炎などのことで、それらを合併してはじめて発見されることが多いのです。

そのようななんらかのイベントがなければ、病気はゆっくりと、少しずつ段階的に悪化していき、はっきりした自覚症状が現れてくるのは六〇代以降がほとんどです。しかも多くの人が喫煙者あるいは過去に喫煙経験があるため、「タバコを吸っていれば咳や痰はしかたない」と思いこみ、病気だとは思わないのです。この章のはじめに述べたように、無意識に息が切れないような生活スタイルを選択していることもよくあります。

しかし、かぜなどの病気がないのに、咳が続くことはありません。また、痰が出るというのは、なんらかのからだからのサインがあるからです。「健康な痰」「ふつうの痰」などというものはありえません。二年以上続けて年間三か月以上、つねに痰が出るようであれば、それは慢性気管支炎、すなわちＣＯＰＤが疑われます。

COPDの原因となるもの

一生を通じて、私たちが肺のなかに吸いこむ可能性のある有害物質には、さまざまなものがあります。このうち、「タバコの煙」と「職業上の粉塵および化学物質（蒸気、刺激性物質、煙）」については、それ自体がＣＯＰＤの原因となることがはっきりと証明されています。「タバコの煙」の害には、受動喫煙による煙（副流煙）にさらされること、母親の妊娠中の喫煙による胎児期の肺の成長・発達への影響も含まれます。ＣＯＰＤの危険因子は次のようなものですが、もっとも多いのがタバコによる影響です。

喫煙者のCOPD発症には喫煙量が関係していますが、このようにさまざまな危険因子が重なり合うことで、非喫煙者でも発症のリスクが高まるのです。また、COPDによる死亡の予測因子は「タバコを吸い始めた年齢」「一年間の喫煙量」「喫煙年数」「現在の喫煙状況」とされていますが、すべての喫煙者が実際にCOPDを発症しやすいわけではな

COPDの危険因子

	外因性因子	内因性因子
最重要因子	タバコ煙	α_1-アンチトリプシン欠損症
重要因子	大気汚染 受動喫煙 職業上の粉塵や化学物質への曝露	
可能性の指摘されている因子	呼吸器感染 社会経済的要因	遺伝子変異 気道過敏性 自己免疫 老化

「COPD（慢性閉塞性肺疾患）診断と治療のためのガイドライン（第3版）」より

いことからも、遺伝因子が一人ひとりの発症リスクに影響していると考えられます。

基本の検査はスパイロメトリー（呼吸機能検査）

「肺の生活習慣病」であるＣＯＰＤの主な自覚症状は「息切れ」や「咳」「痰」ですが、病気がまだ軽症のレベルでは、ほとんど自覚されることがありません。また、一般のがん検診や人間ドックで実施される胸のレントゲン検査は、肺がんや結核のスクリーニングには有効ですが、ＣＯＰＤの早期診断には適していません。自覚症状のない早期の患者さんやその予備軍を見つけるためには、「スパイロメトリー」という呼吸機能検査が必要です。

　スパイロメトリーは、スパイロメーターという検査機器を使って呼吸機能を測定する検査です。肺活量を測定する検査と似ており、鼻から息が漏れないようにクリップではさみ、検査機器につながったチューブの先の筒を口にくわえます。数回ふつうに呼吸をしたら大きく息を吸い、できるだけ速く、一気に息を吐ききります。

　実は、この「できるだけ速く」というところがミソで、そこが肺活量の検査とは異なります。スパイロメトリーでは、最初の一秒間に吐き出せる空気の量（＝一秒量　ＦＥV_1）

肺機能の年齢変化

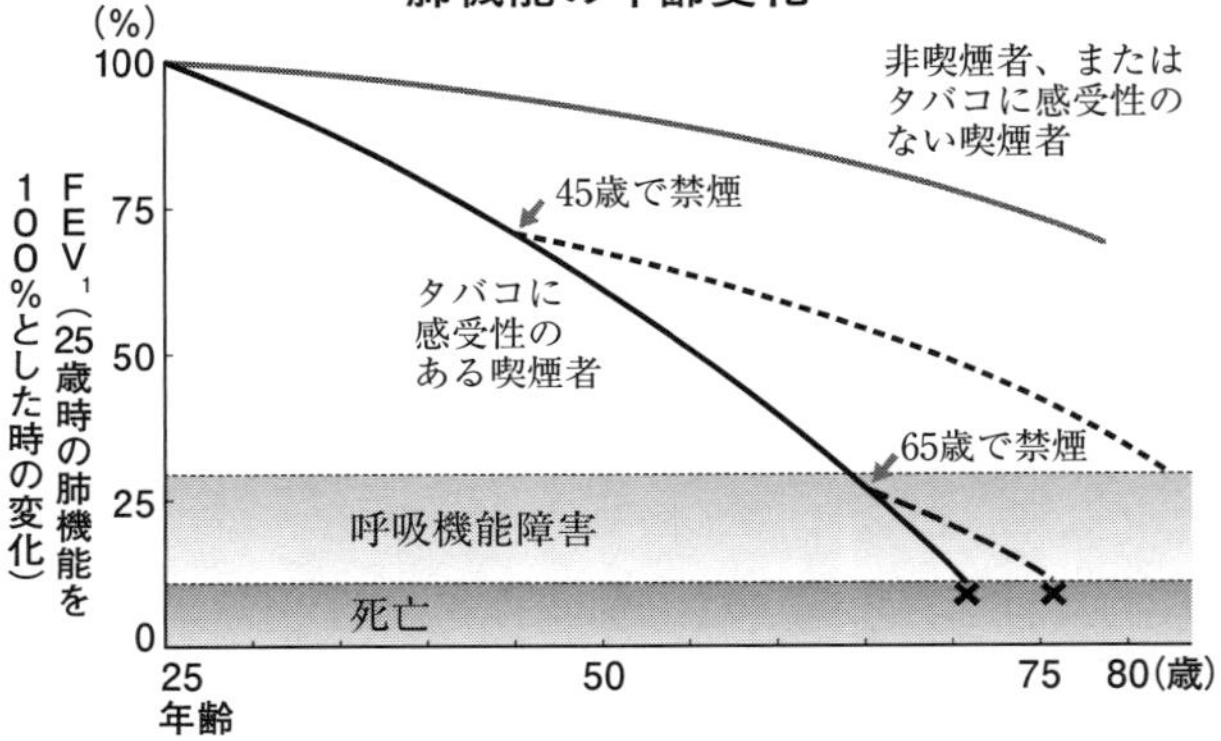
(%)
100
75
50
25
0
FEV_1（25歳時の肺機能を100%とした時の変化）
非喫煙者、またはタバコに感受性のない喫煙者
45歳で禁煙
タバコに感受性のある喫煙者
65歳で禁煙
呼吸機能障害
死亡
25
50
75
80(歳)
年齢

※FEV_1：1秒量（最初の1秒間に吐き出せる空気の量）
Fletcher, C., et al., British Medical Journal, Jun 25, 1977, より引用、改変

を測り、それを思い切り吐き出した最大量（努力性肺活量）で割った空気の量（＝一秒率）を計算します。ＣＯＰＤでは、この「一秒率」の低下が診断の決めてになります。

慢性に咳、痰、息切れがあり、気管支拡張薬を投与した後の「一秒率」が70％未満の場合がＣＯＰＤとされます。

前にも述べたように、いったん壊れた肺の組織の細胞は、現代の医療では再生しないといわれていますが、早期診断と適切な治療がなされれば、ＣＯＰＤによる呼吸機能の低下を最小限に食い止めることができます。

スパイロメーターは、レントゲンや超音波検査機器にくらべれば、はるかにコンパクトで場所も取らず価格も安いのですが、まだ一般のクリニックに導入されていないのが現状なのです。呼吸器科の専門医以外の医師のあいだに、ＣＯＰＤという病気に対する理解が不足していると同時に、この検査が手間と時間がかかる割には、医療経済的に採算が合いにくいという事情もあります。そこで、簡易検査として「ハイチェッカー」という器械を普及させて、より簡便に肺の機能低下を調べようという試みも進行中です。

医師でも認知度が低いのですから、一般の人たちが知らないのも当然です。患者さんの側は「息切れは年のせい」「タバコを吸っているから、咳や痰は当たり前」と思いこんでいるので、検査を受けようなどと思わないのです。

さらに、スパイロメトリーの測定値は「一秒量」や「一秒率」の数値で示されるため、何が悪いのかわかりにくく、せっかく検査をしても、患者さんに説得力のある説明をしにくいという問題がありました。そこで、よりわかりやすい指標として日本呼吸器学会が新たに提唱したのが、第五章で述べる「肺年齢」です。この肺年齢の値も、スパイロメトリーで測定した「一秒量」から算出します。

最近になって、ＣＯＰＤに罹患していながら無治療のままの患者さんが多いことが、ようやく問題視されるようになりました。健診や人間ドックでも、喫煙者にはスパイロメトリーの検査を勧めたり、禁煙外来を紹介するケースが増えてきたのです。タバコを吸っている人や咳や痰が気になる人にとっては、健診や人間ドック、ほかの病気で医療機関を受診したときが、ある意味ではチャンスです。そのチャンスを逃さずに、いちど呼吸機能の検査をしてみてはいかがでしょうか。

肺の構造破壊は早期から始まっている

早期の段階のＣＯＰＤは、健診のレントゲンなどを見ても肺の変化はまったくわからないのですが、肺炎を起こしたことによって、レントゲンの画像から早期のＣＯＰＤであることが判明する例もあります。

肺気腫を起こし始めた肺は、「きめ」がまだらに粗くなっています。通常はその段階でレントゲン検査をしても、肺の組織の状態は写りません。ところが、肺炎などを起こしていると、肺のスポンジの細かい組織がむくんで水を含んだような状態になります。そこにＸ線を当てて撮影すると、何もないときには出ないコントラストがついた状態の組織が写るのです。こうして、偶然に、肺の組織のスポンジのきめが粗くなってＣＯＰＤの初期であることがわかるというわけです。

言い換えれば、ＣＯＰＤの自覚症状がまったくないごく早い時期から、肺ではそのような微細な変化がすでに始まっているという証拠です。肺の構造破壊が始まっているのです。

COPDの治療と呼吸リハビリ

早期の段階の患者さんを診断する可能性が高いのは、街のクリニックで診療する医師でしょう。ところが、つい最近までは「肺の組織は元に戻らないので、肺気腫という病気は治療してもムダ」という認識をもつ医師が多いのが現状でした。このことも、ＣＯＰＤに対する関心がいまだに低く、検査・診断が遅れている一因です。

しかし近年、ＣＯＰＤは気管支や肺の炎症であり、早期であればその炎症の進行を抑えられることがわかってきました。肺の炎症が慢性化して肺胞がスカスカになってしまう前に発見して、早い段階で治療を開始することが重要なポイントなのです。

軽症の段階では、気管支拡張薬を用いて症状の悪化を防ぎます。気管支拡張薬にも、さまざまな種類があります。そして、軽症→中等症→重症と進行するにしたがって、抗コリン薬や吸入ステロイド薬などを含む複数の薬剤を組み合わせて、病気の進行を遅らせるための治療が行われます。

息切れが現れるようになると、薬物療法と併行して行われるのが「呼吸リハビリテーション」です。「たかが息をするのに、リハビリが必要？」と思われるかもしれませんが、このリハビリは非常に大切なものです。

ＣＯＰＤが進行してしばしば呼吸困難が起きるようになると、患者さんは日常生活に支障をきたし、パニックにおちいる、あるいはうつ状態になるなど、さまざまな弊害も生じます。そのため、なるべく早い時期から呼吸リハビリテーションを行って、第七章で解説するような「口すぼめ呼吸」や呼吸機能を維持するための運動などをマスターしておくことが大切なのです。なお、呼吸リハビリテーションは医師と看護師、理学療法士、作業療法士、栄養士、薬剤師などによるチーム医療で患者さんの日常生活をサポートするものです。

いうまでもありませんが、禁煙は、いずれの段階にも共通であり、基本となる大切な治療です。禁煙の治療と考え方については、第五章でお話しします。さらに、かぜなどの気道炎症によって病気が悪化するのを予防するために、ＣＯＰＤの患者さんは、毎年かならずインフルエンザワクチンを接種するように指導されます。

慢性呼吸不全の在宅酸素療法（ＨＯＴ）

最近、皆さんもコンパクトなキャリーのついた酸素ボンベを引いて、鼻から酸素吸入をしている人を街中で見かけることが多くなったのではないかと思います。在宅酸素療法、略してＨＯＴ（Home Oxygen Therapy）が一九八五年に健康保険の適応となり、呼吸機能が低下して酸素吸入を必要とする患者さんが自宅で生活し、ある程度外出や旅行をすることも可能になりました。

ＣＯＰＤが進行すると、薬物療法などで治療していても、自力呼吸では十分な酸素が取りこめなくなるため、酸素吸入が必要になります。ＨＯＴは、酸素吸入を自宅で行いながら日常生活を行えるシステムです。自宅では、酸素濃縮装置という機械から長いチューブを伸ばし、鼻腔から酸素を吸って生活します。外出するときは、携帯用酸素ボンベに切り

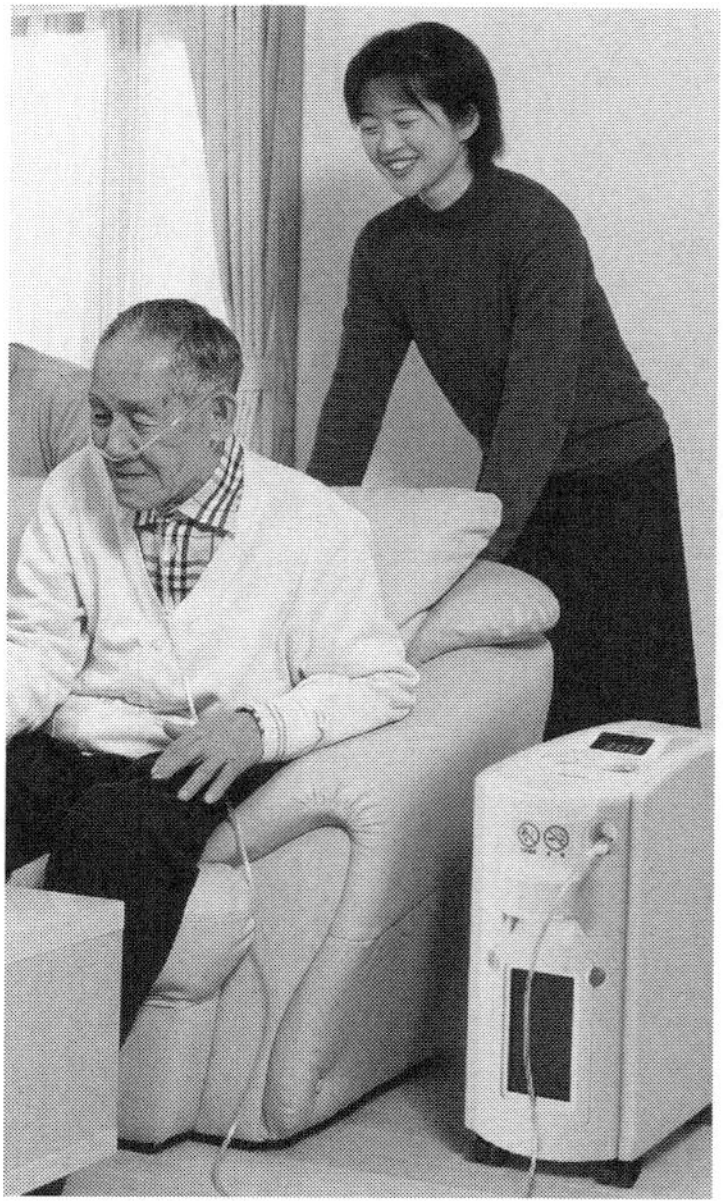

HOT（在宅酸素療法）

換えるのです。

　むろん、酸素ボンベの容量や一定時間に吸入できる酸素の量には限度があります。重い酸素ボンベを引きずっての生活は、外出時間も制限されるうえ、苦しさが完全に取りのぞかれるわけではありませんが、それでも死ぬまで病院から出られない状況から脱却できたことは、患者さんにとって画期的なことでした。

　私が勤務する病院では、二〇〇六年から、「呼吸サポートチーム」というグループをつくって情報交換と勉強会を始めました。息切れなどの症状をともなう呼吸器の病気の患者さんを支えるため、呼吸器内科の医師と病棟の看護師、健康診断を担当する医師と看護師、禁煙外来のスタッフ、リハビリテーション療法士、薬剤師、栄養士などの有志が横断的にかかわることによって、よりよいサポート体制を構築するためのチーム医療です。

ミーティングを重ねるなかで、「HOTが必要な状況になる前に、もっと早い段階で患者さんの状態を診断・評価して、喫煙を含めた生活習慣の見直しにかかわっていけないだろうか」というスタッフの思いが一致し、スタートしたのが「息切れ外来」だったのです。

COPDなどが原因で慢性呼吸不全の状態になると、体内の酸素の量が不足してしまいます。その状態を放置しておくと、自覚症状の程度にかかわらず、いずれは心臓への負荷が増大し、脚にむくみが出る、苦しくて眠るときも横になれないなど、いわゆる心不全の症状が出現して、QOL（クオリティ・オブ・ライフ＝生活の質）の低下を招きます。

このような場合、積極的にHOTを導入することによって、QOLを向上させることが可能です。多くの患者さんは、はじめは外見的な問題もあってHOTに抵抗を示しますが、一度つけてみて呼吸が楽だとわかると、納得してつけるようになります。その後も、患者さんのメンタル面も含め、チーム医療で継続的にサポートしていきます。

やっと「違いがわかる男」になれた

ＣＯＰＤ治療のもっとも重要な項目のひとつとして「禁煙」があげられます。タバコをやめることは、予防だけでなく病気の治療になるのです。

喘息の診断時に行う検査で、気管支拡張薬を吸入する前と後で呼吸機能を測定し、変化を調べる「吸入改善テスト」というものがあります。喘息であれば、気管支拡張薬の吸入によく反応して、前出の「一秒量」という一気に吐き出せる力が大きく改善します。ＣＯＰＤの場合も、「一時的にタバコをやめてみる」だけで肺機能の改善がみられることがあります。吸入改善テストほどの即効性はないにしても、まだ軽症であれば、タバコを一週間やめてみたら、痰が出なくなったり、息が切れて上りにくかった階段が楽に上れるようになったりという効果が出るかもしれません。

「先生、やっぱり違うんだね」

外来診察にやってきたＡさんが、この日は診察室に入るなり、そういうのです。

「先生のいう通り、ちょっとやめてみたんだ。そしたら階段が楽になったよ」

「へえ、そうですか。それはよかったですね。ぜひ、このまま禁煙しましょうよ」

Ａさんは七〇代後半の男性です。最初に受診したのは肺炎になったときでしたが、検査をしてみると肺気腫も進んでいて、それが肺炎の治療を難しくしていました。このような「肺炎＋肺気腫」のような「合《あ》わせ技《わざ》」のパターンは、とても多いのです。

言い換えれば、ＣＯＰＤだけで見つかることのほうが少ない、つまり、ＣＯＰＤだけの場合は、自覚症状がはっきり出るくらい重症になるまでは見つけにくいということです。この点は非常に重要なポイントで、何かのきっかけで潜んでいたＣＯＰＤが見つかったときこそ、患者さんにとっては治療――禁煙も含めて――を開始するチャンスになるというわけです。

このＡさん、実は一日に四〇本以上タバコを吸うというヘビースモーカーでした。私も、もう何年も前から「タバコをやめたほうがいいですよ」と口をすっぱくしていっていたのですが、なかなか手ごわい患者さんで、途中からは、「本数を減らした」とか「深く吸いこんでいない」などと言いのがれをして「いや、わしは毎朝乾布摩擦をしているから、こんなに元気じゃ」などといいながら、禁煙には頑固に抵抗していました。

ところが、外来診察で勧めたことがきっかけで一か月ほどタバコをやめてみたら、それまで年齢のせいだと思っていた階段上りが「楽になった」とはじめて気づいたのです。

　タバコをやめた自分と、吸い続けている自分の数年後とを、並べてくらべてみることはできません。だから、禁煙は難しいのだと思います。しかし、このAさんのように、ほんの一か月間禁煙しただけで、その違いが実感できることもあります。Aさんは、いわば「before〜after」を体感できたわけです。

　そういえば、知らず知らずのうちにしんどそうな坂道を避けていた、息が切れない程度にゆっくり歩くようにしていた——それまでの自分との違いに、Aさんは気づくことができました。もっと早く気づいていたら、また違う結果になったのに……とも思います。しかし、肺機能の低下は、このようにギリギリになるまで、あるいは破綻《はたん》してしまうまでわからないものです。それというのも、私たちのからだには、機能が低下してもほかの部分が補うという「代償」という仕組みが備わっているからです。

代償という犠牲

皆さんの職場でも、Bさんがサボっていても、お隣のCさんがBさんの分をカバーして、組織全体としてはBさんがサボっていることは表に出てこない、という状況がしばしばあると思います。実は、これと同じようなことが人間のからだのなかでも起こっています。肺が壊れている分を、無意識に呼吸の回数を増やすことで稼いだり、より深い呼吸をすることによって酸素不足を招かないようにしたりするのです。それでも間に合わなくなると、心臓がカバーして「なんとかする」のです。このような働きを「代償」といいます。

しかし、長年、そのような無理が重なると、心臓もさすがにもたなくなります。そう、Bさんの分まで頑張っていたCさんに、ある日突然、「もう、俺だってやってられねえよ」という日が来るように。そして、そのときには、問題はとても大きくなっていて、会社組織全体にまで影響するかもしれません。同様に、心臓が破綻したときには不整脈や心不全などを起こしてしまうので、そこから回復するのはかなり大変です。その時点になってはじめて、本人も「胸が苦しい」とか「動悸《どうき》がとまらない」という、心臓の不調の症状を自覚することになります。

タバコは、肺機能を緩やかに、しかし確実に低下させていきます。同時に、加齢によっても、やはり肺機能は落ちていきます。よく患者さんから「階段を上って息が切れるのは、タバコのせいですか、年齢のせいですか」と聞かれますが、タバコ感受性（タバコによる肺の障害を受ける程度）には個人差があるので、正確にはだれも答えられません。

Aさんのように、タバコをやめてみたら改善したという場合には、年齢の影響よりもタバコの影響が大きかった、ということがわかるわけです。肺機能は、実際には長い時間をかけて、少しずつ緩やかに低下していくので、本人にはとても自覚しにくいものです。

呼吸の回数で代償したり、心臓がカバーしたり、あるいは坂道を無意識に避けたりすることで、肺機能が低下していることが隠されてしまう――そしてギリギリまで落ち、破綻が起きてから、はじめてそれが表面に現れてきますが、そのときはすでに遅いのです。

COPDはがん治療の邪魔をする!?

Aさんのように禁煙を試みることをせず、途中で引き返せなかった例を紹介しましょう。

友人から、「父親が肺がんになってしまったのだが」と相談を受けました。聞いてみると、以前に喉頭がんを患い、それでもタバコを吸い続けていてＣＯＰＤになり、さらに今回、肺がんも重なったというのです。

喉頭がんは、肺がんと並んでタバコと関連が深いがんです。当然のことながら、最初の喉頭がんにかかった時点でタバコをやめるべきだったし、このようなケースでは、肺がんの治療をしたいと思っても、ＣＯＰＤがあるために手が打てないことも多いのです。手術は肺を切除するので、肺の働きに予備力があることが前提となります。気づかないうちにＣＯＰＤが進行していると、その予備力が足りなくなるのです。将棋でいうと、王手の前の一手のようなものです。

敵陣からのひとつの攻撃ならかわせるものの、前の一手が効いているために逃げ道を完全にふさがれてしまう。ＣＯＰＤは、その「前に打たれた一手」に相当することが多いのです。友人の父上のケースは、せっかく喉頭がんの治療に成功したのに、そのチャンスを生かすことができず、喫煙を続けていたために肺機能が低下していった例です。肺がんに気づいたときには、もう遅かったというわけです。

しかし、一方でこのように喫煙と関連するがん、あるいは脳血管障害や狭心症《きょうしんしょう》、さらには肺炎のような合併症を起こして病魔の恐ろしさを痛感しているときこそ、それらと同時にひそかに進行しているＣＯＰＤのことを念頭において、禁煙に結びつけることができるチャンスなのです。本当にその患者さんの病気の行く末のことを考えている医師は、その機会を逃さず、熱心に禁煙の必要性を説くでしょうが、「自分が担当した病気だけをよくすればいい」という意識で診療をしている医師の場合は、禁煙にまで言及しないことが多いのも事実です。患者さん自身が、「自分のからだは自分で守るのだ」と自覚することが肝要でしょう。

死者からのダイイング・メッセージ

患者さんに、くり返し何度も禁煙の必要性を説明する――この作業は、正直いって医療者側にもかなりの根気が必要です。しかし、同じことを話していても、ちょっとしたきっかけで患者さんが耳を貸してくれることがあります。それは、身近な人が肺がんになったとか、坂道を歩いていて自分だけが息切れして同世代の仲間について行けなかったとか、きっかけは人によってさまざまです。そういうチャンスを逃さずに捉えて、根気よく働きかけていくことが、私たち医師の務めなのだと思います。

たとえば、「肺がんの手術をした後に補助療法として抗がん剤を使うと、五年後の生存率がよくなる」というデータがありますが、患者さんにとってはその治療の必要性は目に見えにくいので、なかなか納得してもらうのがたいへんです。やはり、医療に対する一般的なイメージは「治療＝症状をとる」という対症療法のイメージでしょうから、予防的な治療には医師の十分な説明が必要でしょう。

肺がんの術後治療だけでなく、呼吸器の病気は、全般的に治療の効果がすぐには見えてこないことが難しいのです。高熱や激しい痛みがあれば、すぐに医療機関で診察を受けるでしょう。ＣＯＰＤの場合は、かなり重症になるまでこれといった自覚症状がないことが、診断と治療の遅れの原因となっています。

くり返しになりますが、肺という器官は二四時間、つねにいろいろなリスクにさらされており、時間の経過とともに酸化され、傷ついていきます。ダメージが大きくなるにつれて、しだいにそれを修復する力が及ばなくなり、それが重なると肺の組織が溶けたり、反対に硬くなったりして、正常な呼吸機能を果たせなくなります。

　こうした変化には、やはり加齢という要因も大きいので、ＣＯＰＤも若い人には見られず、ある程度以上の年齢になってから現れる病気です。最近になって急に増えた病気ではなく、私たちが長生きできる時代になったからこそ、注目されるようになった病気だというべきでしょう。地球上の多くの国で医療が進歩し、衛生面でも問題が少なくなった現代では、人間がほかのことで死ななくなったために、ＣＯＰＤのような病気が死因として上位にランキングされるようになったのです。

　私たち医師には、苦しみながら死んでいく患者さんの姿がはっきり見えています。しかし、一般の人たちには、タバコを吸い続けていると最後にはどうなるか、どんな苦しみが待っているのか、想像がつかないでしょう。ひとりでもＣＯＰＤや肺がんで苦しむ人を減らしていくためには、どうしたらいいか――現実的には、急性増悪時に救急車で運ばれてくる患者さんたちの、あの壮絶な苦しみようを、喫煙者の人たちに見てもらうしかないのだろうか……とさえ思うことがあります。

　急患室では、腹痛で運ばれてきた患者さんは「痛い、痛い」と言葉で訴えますが、呼吸困難の場合は声も出せないので、本人から具合が悪くなった状況を聞き出すことさえできません。美学としての喫煙など、そこではもうあり得ないのです。

「タバコをやめなかったんだから、自業自得なんだよね」「先生、苦しいから、もう安楽死させて」――そういいながら亡くなっていった患者さんたちの「ダイイング・メッセージ」を伝えられるのは、私たち医師だけかもしれません。人間には、いつかかならず死ぬときがきます。そこには、いろいろな原因があるでしょう。しかし、もし、未然に防ぐことのできる苦痛があるのなら、できるだけ予防したいと思うのは当然だと思うのです。

近年では、ＣＯＰＤは肺だけの病気ではなく、全身に影響を及ぼす病気として捉えられるようになってきています。ＣＯＰＤそのものが血液中のさまざまな物質に作用して全身に炎症が及び、栄養障害（やせ）や骨《こつ》粗鬆《そしょう》症《しょう》（骨がもろくなる）、動脈硬化、抑うつなどを引き起こすのです。

実際に、ＣＯＰＤの患者さんでも、咳や痰、息切れはなく、「やせ」だけを訴えるケースもあります。かかりつけ医で「やせ」の原因を調べるために、胃の内視鏡（胃カメラ）や大腸の内視鏡検査などを行い、さんざん調べてもなにも異常がなく、何年もかかってようやくCOPDと診断されることもあります。

自覚症状に乏しく、しかし確実に進行して肺の組織を破壊していき、気づいたときには後戻りできなくなって、歩く、食べる、話すなどの何気ない日常の行動でも息苦しさと闘う人生になるのがCOPDのおそろしさです。次の章では、進行して重症となった患者さんたちの闘いのエピソードをお話しします。

第四章　重症ＣＯＰＤの患者さん

「先生、泳ぐと楽なんです」

軽度～中等度のうちは、それほど自覚症状を訴えない患者さんもいますが、重症期になると、多くの患者さんは重い呼吸困難のために、日常生活に支障をきたす度合が増していきます。

Ｄさんは、七〇代の女性の患者さんです。六〇代半ばまで喫煙していましたが、ＣＯＰＤによる息切れなどの症状が出てきたため、受診と同時に禁煙しました。肺機能の低下は、気管支拡張剤の使用などでいったん少し回復したのですが、それも年齢とともに効果が薄くなり、「呼吸が苦しい」ということで、四年前から在宅酸素療法（ＨＯＴ、第三章参照）を導入しています。

すでにＣＯＰＤの最重症期であり、残念ながら、もはや呼吸機能が回復することは期待できない段階になってしまいました。自宅での生活は、何をするにも苦しい。服の着脱も、食事の仕度も苦しくてスムーズにはできず、休み休み行うのがやっとだといいます。特に午前中は、歯を磨いて顔を洗ったりしなければならないので、それだけで精一杯だと話していました。第三章（七二頁）で紹介したフレッチャーの呼吸困難の程度を表す分類にあてはめても、Dさんは最重症に分類されます。

HOTを導入してしばらくしたある日、Dさんが外来で私に「先生、私ね、プールで泳いでるときだけは呼吸が楽なんですけど、泳いでいいでしょうか」というのです。

プール？　水泳!?

Dさんは、酸素濃縮装置から長いチューブを伸ばし、二四時間、鼻腔から酸素を吸いながら、やっと日常生活を送っているのです。それが、「水泳をしている」「泳ぐと楽」だなんて、最初は信じられませんでした。

Dさんが四〇代になったばかりのとき、年齢が離れたご主人が倒れ、長い入院生活の末に亡くなりました。それ以来、ひとりで生活していますが、幸いなことに本を読むこと、音楽を聴くことも好き。ひとりで海外旅行にも行きました。そんなDさんの楽しみのひとつが水泳だったのです。スポーツクラブに入り、週に三、四回通っていたようです。

COPDが悪化してからも、Dさんはプールに行くことを諦《あきら》めませんでした。最後にプールに通った頃には、プールの受付の人に携帯用酸素ボンベと気管支拡張薬とを預けて、

「もしも苦しくなったら手を挙げますから、これを持ってきてください」と頼んで、プールサイドに出ていたそうです。特にリハビリテーションを行っている施設ではなく、一般のスポーツクラブだと聞いて、とても理解のある施設であることに驚くと同時に、安全面のことだけを考えて制限するのでなく、立派だと感心もしました。

もし、主治医が異なれば、「水泳なんてとんでもない」という医師のほうが多いかもしれません。しかし、彼女の話を聞きながら、私は海女《あま》さんの独特な呼吸法「磯笛《いそぶえ》」のことを思い出していました。海女さんは、素もぐりで一分近くも潜って漁をします。海面で次の潜水までに呼吸を整えるとき、口をすぼめて吐くときに圧力をかけます。口笛と同じ原理で、吐くときに「ヒュー、ヒュー」という音がするので「磯笛」と呼ぶのだそうです。

実は、これは呼吸生理学的にも、とても理にかなっています。ＣＯＰＤの患者さんは自然に「口すぼめ呼吸」を体得していることがあります。肺の大きな仕事として、最終的には吸いこんだ空気のなかから、酸素を血液に溶かしこむという作用があります（一一〇～一一一頁の図を参照）。どれだけの酸素を血液に溶かしこめるか――これには、吸いこんだ酸素濃度と圧力とが大きく関与します。

同じ酸素濃度でも、高圧であれば、より多くの酸素を血液に溶かしこむことができます。口をすぼめて「磯笛」を吹くように呼吸をすると、末端の肺胞にまで圧力がかかって、少ない酸素でも対応できるようになるのです。海女さんの場合、長い潜水作業で相対的に酸素不足になります。Ｄさんの場合は、病気のために肺が酸素を取りこむ能力が落ちて、相対的に酸素不足になっているのです。

　また、クロールでも背泳でも、泳ぐときには腕を大きく動かすので、呼吸筋のストレッチ効果によって、息継ぎをするときにうまく「息を吐ききる」ことができるのかもしれません。また、息をしっかり吐き出すことによって、ふだんよりも深い呼吸ができるようになるという影響もあるかもしれません。さらに、水中では水圧がかかります。呼吸困難の患者さんに呼吸の介助をするときには、息を吐くタイミングに合わせて胸郭を押してあげると患者さんは楽になるのですが、水圧がかかることで、ちょうどそれと同じような効果があることも考えられます。

　Ｄさんがいうには、まだＨＯＴを導入し始めたばかりの頃は自分のペースで一キロメートルも泳げたというのです。その後、血液中の二酸化炭素の量も増えてきて酸素を補うだけでは苦しいので、ＮＰＰＶ（気管にチューブを挿入せず、鼻マスクを用いた非侵襲的《ひしんしゅうてき》人工呼吸器）も在宅で導入し始めました。歩くのも苦しく、外出するのは通院だけ、日常の買い物もヘルパーさんに頼っているという状態にもかかわらず、泳いでいるときは楽になるし、泳いだあとは、プールから上がって酸素吸入できる装置を装着するまでスタスタ歩けるというのです。

にわかには信じられない話ですが、彼女はそれを続けていたのでした。

「楽なんですけど、たまに泳ぎに行っても構わないでしょうか」

Ｄさんに聞かれて、私も困りましたが、「やめてください」とはいえませんでした。一般的にお勧めできるわけではありませんし、リスクを考えたら、やはり禁止するべきかもしれません。もしかしたらプールのなかで低酸素状態になるかもしれないし、Ｄさん自身も危険を承知で泳いでいるのです。

泳ぐことの効果

実は、私自身も水泳が好きで、ときどきプールに泳ぎに行きます。泳ぎながら、よくＤ

さんのことを思い出します。彼女の安全のためには、泳いでいるときの呼吸や酸素の状態をチェックすることも必要なので、「できれば、一緒に泳ぎに行って、どんな様子なのか見てみたい」と思ったのですが、休日はプールが混雑するらしく、彼女の水泳の時間である平日の昼間に診療を休んで時間をつくることはできず、それは実現しませんでした。

Ｄさんの例から考えても、ＣＯＰＤの初期〜中等度の患者さんには、呼吸リハビリの一環として水泳も効果があるのだろうと思います。からだが冷えてかぜをひくようなことのないように配慮しながら行えば、水泳はなによりの全身運動にもなります。

Ｄさんは、「生きよう、生きていくために何かをしよう」と思って自分の置かれた状況と闘おうとする意欲がある患者さんです。自宅マンションでは、ＨＯＴの酸素濃縮装置からチューブを長く伸ばして、玄関からキッチン、トイレ、そして隣のリビングのベランダまで、装置をつけたままで移動できるようにしてあります。ヘルパーさん以外に、私の病院の訪問看護師が週に一度訪問して、Ｄさんの療養生活を介助しています。血圧測定などバイタルチェックをしたあと、少しおしゃべりをして、呼吸リハビリの一環としてリラックスできるようなマッサージをして帰ります。しかし、ヘルパーさんに頼む日常の買い物も、かならず何かひとつは残しておいて、体調のよいときを見計らって、酸素ボンベを引っ張りながら、自分で歩いて買いに行くことにしているそうです。

「人に迷惑をかけたくない、というのが根底にあります。呼吸のリハビリも、日常のすべては自分のためですもの」

健康によいと思えば、「ぶら下がり健康器」を特別セールで見つけて買いこみ、ベッドの横に置いたりもします。一時期ブームになっていた「ぶら下がり健康器」は、多くの家庭では室内で洗濯ものを干す道具に変わっているようですが、Ｄさんは今でもときどきぶら下がっています。「訪問看護師さんやケアマネージャーさんは、腕の筋力がなくてぶら下がれないのよ。介護している側なのに」といって笑っていました。

ＣＯＰＤ以外に尿路結石もあり、体外衝撃波《しょうげきは》結石《けっせき》破砕《はさい》術《じゅつ》で何回か治療をしました。治療で内服しているステロイド剤が、結石をつくりやすいのです。尿路結石の痛みは激烈だといわれていますが、「石の痛みはがまんできますよ。この呼吸の苦しさは、比較になりません」とＤさんはいいます。末期の呼吸困難は、それほど苦しいのです。

今はもうプールに行くことができなくなったＤさんですが、最後に泳いだときもクロールと平泳ぎ、背泳ぎを組み合わせて、合計三〇〇メートルくらい泳ぐことができたそうです。むしろ、泳ぎ終わってから、少し離れたジャグジーまで、水のなかを歩いていくのが苦しかったとか。

「泳ぐときはね、水と会話するんですよ。水に手を入れるときも、バシャッと突っこむのではなくて、『ゆっくり痛くないように、してあげるからね』といってそうっと手を入れてあげると、水も喜んでくれるような気がするから。私ね、今でもプールに入れば、二〇〇〜三〇〇メートルは泳げる自信がありますよ」

何事にも前向きに生きているDさんの例は、私たちにいろいろなヒントを与えてくれているような気がします。しかし、Dさんのように、もう回復することのない自分の状態を受け入れて前向きな努力を続けることのできる患者さんは、少数派なのです。現実には、呼吸困難の苦しさから、「うつ」になったり、自暴自棄になったりする患者さんが多いことを忘れないでほしいと思います。

高原の避暑地は酸素不足

毎年、長野県の高原にある保養地に出かけて、一か月くらい長期滞在するＥさん。ＣＯＰＤが悪化し、すでにＨＯＴを導入していますが、この夏も出かけていきました。都会の夏の暑さから逃れ、きれいな空気と山の景色を楽しみながら過ごせるこの期間を、Ｅさんはとても楽しみにしているのですが、山では、平地とは気圧もまったく変わって、大気中の酸素濃度が薄くなりますから、血液中の酸素飽和度も低下します。そのことも影響したのでしょう。高原に滞在しているあいだに具合が悪くなってしまい、診察を受けに東京に戻ってきたことがありました。そのときに聞いてみると、Ｅさんの別荘がある高原は、標高が一八〇〇メートルほどあるというのです。

　標高の高い場所に滞在した経験がある人なら、炊飯器でご飯がうまく炊けなかったり、平地から持参した化粧品の瓶のフタがゆるんでしまったり、あるいはスナック菓子の袋がパンパンに膨らんでいたり、といった経験があるでしょう。これらはすべて、気圧が低いために起こる現象で、そのために高地では酸素分圧も低くなっています。

Ｅさんは、ご自身でパルスオキシメーターを購入して酸素飽和度を測定し、どのくらい酸素を使用したかも併せて記録して、私にひと夏のデータを見せてくれました。確かに、酸素飽和度の数値は悪くなっていましたが、だからといって、一概に「標高の高い場所へは行かないように」とはいえません。都会と違って大気汚染の心配もなく、涼しくて湿気も少ないので過ごしやすいというメリットもあります。もちろん、八ヶ岳やアルプスの美しい景色を眺めながら温泉につかるリラックス効果や、高原のすがすがしい空気に気分がいやされる効果も大きいでしょう。

Ｅさんにも、高原に滞在しているあいだは、ＨＯＴの酸素量の設定を平地のときよりも上げるようにアドバイスしました。医療は、トータルで考えるべきだし、患者さんのＱＯＬを抜きにして考えることはできないのです。

このように考えていくと、呼吸障害はつねに環境と病態とがかかわりあっています。言い換えれば、環境の変化が病気と同じレベルでからだに影響を与えるということです。

次頁で、肺の病気や環境によって体内に取りこまれた酸素が「滝のように」減っていく様子を図にしてみました。

環境と酸素の滝（平地と高地での違い）

健康な人が平地で吸い込む空気は1気圧＝760mmHgである。酸素濃度は約21％であり、水蒸気圧（温度により変化する）を引いて計算される酸素の分圧は150mmHgとなる。
酸素は鼻腔から気管支を通過し、肺胞から毛細血管を経由して全身の各臓器へと運ばれるが、この過程で利用できる酸素が減少していく。
登山家が山に登ると、酸素濃度は変わらないが、気圧の低下により酸素分圧が低下する。ちなみに富士山の山頂（標高3,776m）の酸素分圧は、平地の半分近くになる。

(mmHg) 平地の大気圧
760
気圧
気圧が下がる
高地の大気圧
400

健康な人（平地）
150
酸素が少ない
この部分の酸素を利用している
100
登山家（高地）
50
利用できる酸素が少ない！

吸い込む空気　気管支　肺胞　毛細血管　心臓　動脈　諸臓器　静脈
細胞
呼吸と酸素の運搬

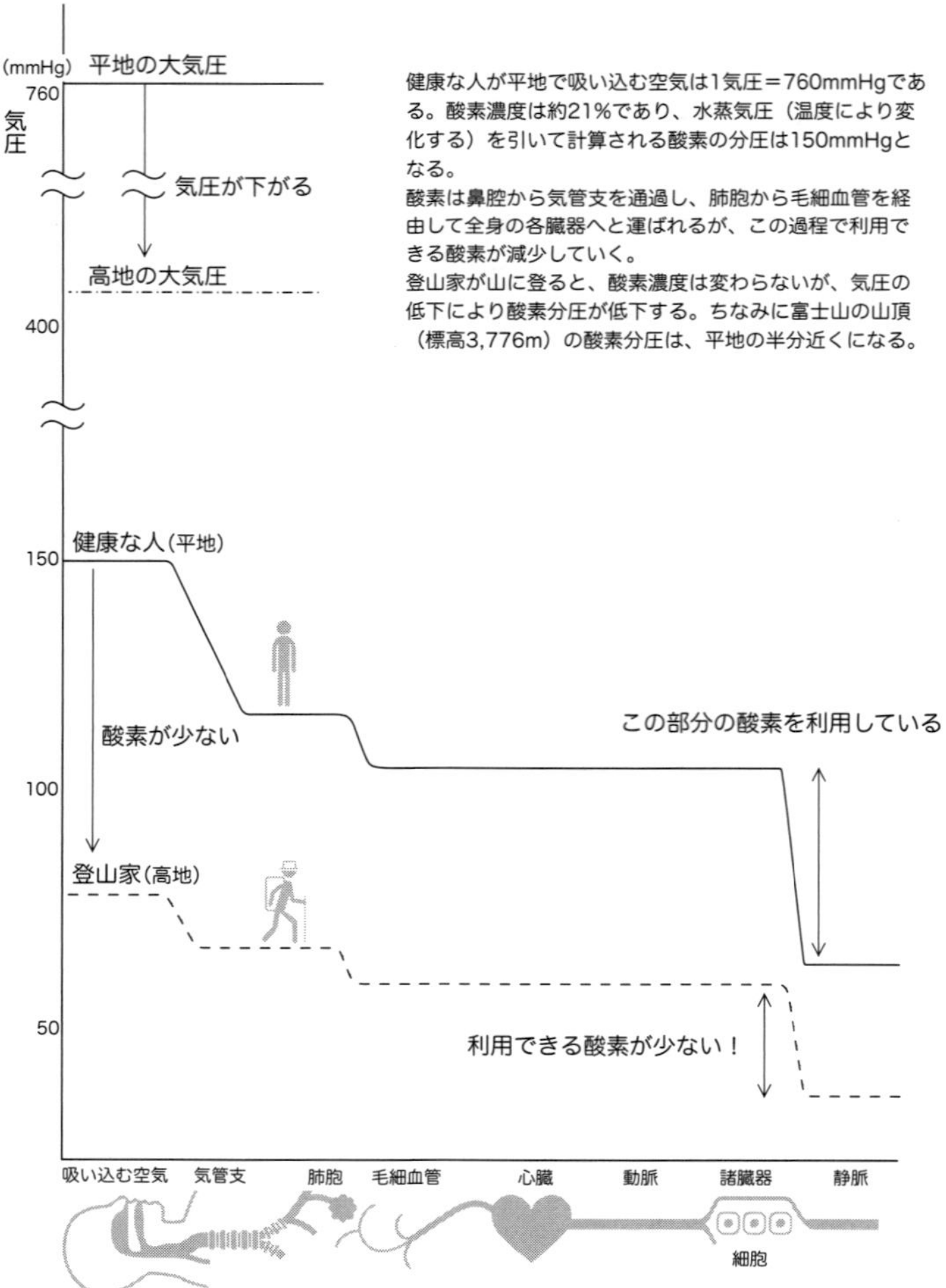

肺の病気と酸素の滝（健康な人と肺の病気の人の違い）

肺の病気になると、呼吸器の機能が低下するため、健康な人よりも体内で利用できる酸素が少なくなる。その低下の様子は、病気によって異なる。

COPDの場合は、気管支から肺胞にかけても、肺胞と血管のあいだにも障害があるため、酸素の低下は各段階で生じる。HOT（在宅酸素療法）により、酸素の濃度を上昇させ（鼻から2ℓ/分の酸素を使用すると21%→約28%まで上昇する）、吸い込む空気の酸素分圧を高くすることができる。

間質性肺炎の場合は、気管支から肺胞にかけては正常だが、肺胞と血管のあいだの障害が強く、利用できる酸素が減少する。

(mmHg)
気圧
760

HOTをつける
酸素を投与

150

COPDでHOTをつけた場合
健康な人（平地）
COPD

利用できる酸素が多い

100

50

間質性肺炎

利用出来る酸素が少ない！

吸い込む空気　気管支　肺胞　毛細血管　心臓　動脈　諸臓器　静脈

細胞

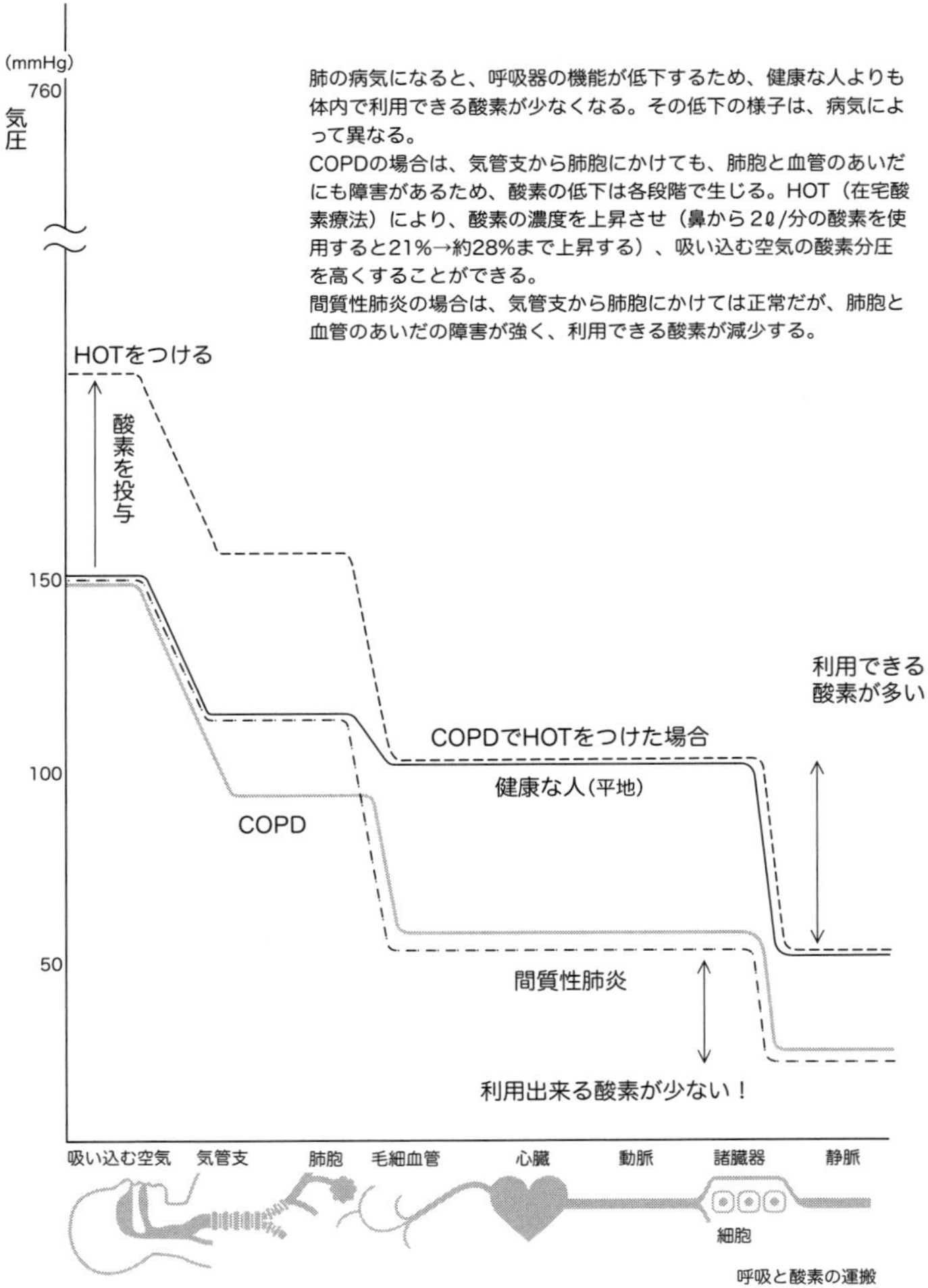

呼吸と酸素の運搬

COPDと「うつ」

ＣＯＰＤなどの慢性呼吸器疾患は、じわじわと呼吸機能が低下し、苦しさが増していく不安に耐えながら、長い期間付きあう病気です。そのため、患者さんはしばしば「うつ」状態におちいります。

外来診察に来ると、医師の前で「はい、頑張っています」などといってみせる患者さんでも、ときどき突然、外来に来なくなることがあります。気になっていると、訪問看護師やヘルパーさんから、その患者さんが、気分がおちこんで、「病院に行く気もしない」といって動けない状態になっているという情報が入ります。

たとえば、患者さんにがんの告知をするときには、手術や抗がん剤、放射線治療などの説明をします。治癒《ちゆ》する可能性なども数字を出して説明することもあるでしょう。

しかし、ＣＯＰＤなどの慢性呼吸器疾患の場合は、「よくなります」「治ります」といえないのがつらいところです。七九頁に掲げたような肺機能の年齢変化のグラフなどを示しながら、今後、呼吸機能が右肩下がりになることを理解してもらい、呼吸をサポートする方法や、かぜなどに注意して急激に悪化するのを予防する重要性などを説明することになります。新型インフルエンザのワクチン接種の優先順位でも、ＣＯＰＤなどの慢性呼吸器疾患がある人は、最優先になっています。

ＨＯＴやＮＰＰＶなどの治療法を受け入れてもらうためには、薬などで簡単に呼吸機能が回復するわけではないことをきちんと説明することが必要です。呼吸を助けるこれらの装置を導入することは、脚の機能が戻らないために車椅子を使うのと同じなのですが、患者さんによっては抵抗を示すこともあるからです。

運動ができないだけではなく、進行すると会話をするときも、ものを食べるときも、嚙んで飲みこむときに呼吸が乱れるので酸素濃度が落ちて息苦しくなります。毎日の食事やお風呂でさえも、苦しくて楽しめない人生――一生苦しさと付きあっていかなければならないことを知ったら、投げやりな気持ちになるのも当然かもしれません。

外来に来るたびに、毎回「もう苦しくて、死のうと思いました」と訴える患者さんもいます。完治する希望がもてない治療を続ける患者さんの心理的苦痛に寄り添い、悪化しないように心身ともにサポートしていくことも治療の一環だと思っています。

「先生、苦しいから、もう死なせてください」

ＣＯＰＤなどの慢性呼吸器疾患の終末期は、呼吸困難の苦しみをともなうものであり、本書にはすべてを書けないほどの修羅場を見ることもしばしばです。

ＨＯＴを導入することで自宅療養ができるあいだは、まだなんとかＱＯＬが維持できるでしょう。しかし、しだいにそれでは追いつかなくなり、患者さんにとっては、楽に呼吸できる時間が短くなってきます。ちょっとかぜをひいてもすぐに呼吸困難におちいり、深夜に救急外来に駆けこむことも増えていきます。そして、年に一回だった入院が、月に一回になり、二週間に一回になってついには退院することが難しくなるのです。

医学・医療の進歩により、人工呼吸器を使えば生命をサポートすることはできますが、それは患者さんの苦しさを１００％解決するものではありません。人工呼吸器を装着して、呼吸を手助けしても、病気による苦しさと器械やチューブによる治療が加わったつらさのために、パニックを起こして、自分で気管に挿管《そうかん》されている管を引き抜いたり、点滴の針を抜いて血だらけになってしまう患者さんも珍しくありません。そのような状況は患者さんにとっても危険であり、また、家族も見ていられないような修羅場となるのです。

入退院をくり返しながら、何年ものあいだ呼吸の苦しさと治療のつらさに耐えてきた患者さんが、ついには人工呼吸器につながれ、声が出せない状態になります。意思表示のために用意された文字盤を指さす文字をたどっていくと、

「せんせい、もうしなせてください」

と綴《つづ》られていたこともありました。

終末期の患者さんであっても、人工呼吸器を人為的にはずす、というのは倫理的に非常に難しい問題であり、実際にそのようなケースで医師が起訴され有罪となった事件もあります。いわゆる「人工呼吸器はずし」です。しかし、そこに至るまでには先に述べたような修羅場が何度もあるわけで、その医師の気持ちは私にも痛いほどわかります。近年は、患者さん自身の意向が尊重されるようになり、意思疎通《そつう》ができている患者さんには、意識がはっきりしている時期に十分な説明をして、ある程度以上の治療はしないことを取り決めておくこともあります。

ほんとうは、そこまで悪化してしまう以前に、「禁煙」という後戻りのチャンスを選択

できるのですから、自分の意思をぜひそちらへ向けてほしいと思います。

しかし、タバコは魔物です。そう簡単にはやめられません。私たち医療関係者の仲間にも、喫煙や副流煙による健康被害について十分すぎるほど知っているにもかかわらず、堂々と喫煙している（あるいは隠れて吸っている）医師や看護師がいるのも事実です。言い方を変えれば、タバコの中毒性は、医師でさえもとうていかなわない魔物なのです。

重症になると行き場所がなくなる

八〇代のＦさんは、元看護師です。結核の患者さんのいる病院に勤務していた経験もあり、呼吸困難になったときの苦しみようを知っているはずなのに、どこかで「自分は肺がんや肺気腫にならない」と思っていたのでしょう。七〇代までタバコを吸っていてＣＯＰＤが進み、ＨＯＴを導入して自宅で療養していましたが、さらに症状が悪化したため、現在は高齢者施設に入所しています。医療知識はあるのに、ゆっくりと進行する自分の症状には気づかなかったのです。

肺機能が破綻して、はじめてわかる――呼吸困難を経験してはじめて、肺をいたわることの大切さがわかるのです。

「結核で苦しむ患者さんをずいぶん見てきたのに、タバコをやめなかったんだから、私もバカよねぇ。年をとってからこんなに苦しむことを知っていたら、吸わなかったのに。今となっては、しかたがないわねぇ」といいます。その後悔の念を、なかなかやめられずにいるスモーカーの方々にＦさんから直接語り聞かせてほしい、と切に思います。

　Ｆさんには、やはり看護師として働く五〇代の娘さんがいます。忙しい仕事の合間を縫って毎日、お母さんに電話をかけ、夜勤が明けるとお母さんの看病に行くという生活です。Ｆさんが現役で看護師をしていた頃は、タバコがいけないなどといわれなかった時代でした。肺の病気といえば結核だったし、医師や看護師の喫煙率はとても高かったようです。Ｆさんも、「仕事先でタバコを覚えた」といっていました。ようやく、タバコによる病気は肺がんだけでなく、ほとんどすべてのがん、心臓疾患、そしてＣＯＰＤだといわれるようになりましたが、それもごく最近のことです。

「看護師として働く私でさえ、母がこんなに苦しむことになるなんて思っていませんでした。母がまだ七〇歳くらいのときに『お母さん、肺気腫なんじゃないの？』といったことはあるんですが、かかりつけの医師も専門的な知識がなく、はっきり診断できないようでした。今思えばあの頃、タバコをやめるように、母にもっと強くいうべきでした」

Fさんの病気は自分が苦しいだけではなく、娘さんをも後悔させ、苦しめてしまうのです。HOTになってから、何度か入退院しながらも自宅で生活していたのですが、二年ほどたってから現在の高齢者施設に入所しました。実は、呼吸器の病気があってHOTを導入しているような患者さんは、介護認定を受けていても病院や高齢者施設になかなか受け入れてもらえないのが現状なのです。FさんはCOPDの症状は進んでいるものの、認知機能はしっかりしています。元看護師ということもあり、施設でも職員の忙しさがわかるだけに、苦しくなっても遠慮してなかなか訴えることができないようです。

「室内でちょっとそこまで移動するだけでも苦しいし、着替えるにも、食事をするのも苦しいんですよ。この病気は、がんと違って先が見えないし、いつになったら母を楽にしてあげられるんだろう……と思うと私も本当につらいです。本当は、NPPVも導入したらいいんでしょうけど、今の施設ではそれに対応してくれませんから。COPDで末期になってしまった人は、行くところもないんですよ。こういう病気の人のためのCOPDのホスピスも必要だということを、私は強くいいたいです」

娘さんの後悔と葛藤《かっとう》は、つねに頭を離れることがなく、お母さんの介護のために仕事をやめることを考えたりもするそうです。

「それなのに、施設で母を介護してくれている職員の人たちも、ふつうに喫煙しているんですよね……。今自分が吸っているタバコと、世話をしている母の苦しさとが結びつかないんでしょうね。今、母が生きるために費やしている膨大な労力に比べたら、タバコをやめるための努力なんて、なんてたやすいことなんだろうと思いますよ」

認知機能が低下すると悲惨な状況に

ＣＯＰＤは高齢になるほど増える病気ですから、もともと軽い認知症が始まっていたような人が、ＣＯＰＤが悪化して呼吸困難になると、精神的な抑制がまったくきかなくなってしまい、それまで仲よく暮らしていた奥さんに「もう来るな！」「おまえとは別れようと思っていたんだ！」などと暴言を吐いたりするようなこともあります。

認知症がない人でも、呼吸を楽にするために挿入しているチューブを、切ってしまったり嚙みきってしまったりするくらいですから、まわりの人との関係においてもそうなってしまうのです。そして、それを見ている家族も、「苦しいからパニックになっているのだ」と理屈ではわかっていても、冷静に受けとめるのは、非常に困難なことです。

認知機能が落ちている患者さんでは、ＨＯＴを導入していても、指示した通りに酸素の量を調節することも困難です。また、ＨＯＴをしている人が、引火して焼死してしまったというニュースがありました。ＨＯＴは酸素ボンベを使っているので火気厳禁なのですが、まれにタバコの火などで事故になることがあります。ＣＯＰＤは高齢者に多い病気であるだけに、認知機能の問題とも合わせて直面することが多いのも現実です。

ＣＯＰＤにもホスピスが必要

「がんにならなければ死なない」と思っている人は少なくないのですが、終末期医療は、末期がんだけの問題ではありません。そして、呼吸器疾患の場合は、どこまでいったら積極的治療をやめるのか、という線引きも簡単ではないのです。

ＣＯＰＤが悪化して、いよいよ末期になったときには、患者さんの呼吸困難の苦痛も大きくなります。何度も救急車で入院するようなことをくり返し、やがて自宅で療養することが難しくなります。そうなったときに患者さんを受け入れて呼吸困難の苦痛を軽くしてあげるのもやはり、私たち呼吸器科の仕事です。病気が進行し、死が近づいたときには、完治のための治療を目的とした医療から、苦痛の緩和と精神的サポートに力点を置いた医療に切り替えていく必要が出てきます。そのような医療を担う場として、ホスピスを連想する読者も多いのではないでしょうか。

「ＣＯＰＤになってしまっても、いよいよ末期になったらホスピスでケアしてもらえるから大丈夫」と思っている人もいるかもしれません。ところが、日本では、ホスピスに入る人のほとんどは末期がん、しかもそれを「告知されている」患者さんに限定されていることが多く、さらに「本人や家族がホスピスの精神を理解している場合に限る」など、いくつかの条件をクリアする必要があります。最近になって、少しずつ状況が変わり、ようやくＣＯＰＤなどのがん以外の病気でも、ホスピスを設けて終末期医療に取り組む医療機関も出てきていますが、まだまだ少数の限られた施設だけです。

がんも、ＣＯＰＤのような呼吸器疾患も、病気と闘って治癒をめざすのではなく、薬などで患者さんの苦痛を減らし、残された時間を少しでも楽に過ごせるような治療に切り替えていくときがやってきます。このような治療を「緩和ケア」と呼んでいます。

以前は、緩和ケア＝治る見込みがなくなってからの治療、という位置づけでしたが、最近では、病気を治す治療と苦痛を取りのぞく治療とを、初期段階から並行して行うようになってきました。治療優先でただ痛みに耐えるのではなく、患者さんのＱＯＬを大切にしながらの治療のほうが、治療効果が高くなることもわかってきました。

さらに、同じような病態であっても、それぞれの患者さんの環境や家族の事情によって、一人ひとり対処は違ってきます。けっしてひとくくりにはできないのです。次に登場する、ＣＯＰＤと間質性肺炎が合併していたところに肺がんが加わったＧさんの例は、私たちにそのことを考えさせてくれます。

在宅酸素療法をしながら認知症の妻を介護

Ｇさんは七〇歳の男性の患者さんですが、六〇代半ばでＣＯＰＤと間質性肺炎を発症し、最近になってさらに肺がんを併発してしまいました。一〇年ほど前に禁煙をしたのですが、それまでは一日四〇本、四〇年間にわたって喫煙をしていたといいます。

ＣＯＰＤと間質性肺炎の治療を開始してからまもなく、奥さんが認知症を発症し、Ｇさんはその介護をしていました。ＨＯＴを導入して酸素ボンベを引きながらも、頑張って奥さんの世話をしていたのです。そこに肺がんが合併しました。がんの進行を防ぐため、短期入院で抗がん剤治療をくり返しながら、奥さんの面倒を見る――想像するだけでも、壮絶な毎日です。

Ｇさんが抗がん剤治療のために入院しているあいだは、奥さんを施設に預けるのですが、治療が始まって少し体調がよくなると、Ｇさんはかならず施設にいる奥さんに電話をかけます。何を話しているのかはわかりませんが、奥さんはとても喜ばれるそうです。Ｇさんもそんな奥さんの声を聞くのが嬉しくて、一日に二回、電話をすることさえあります。息子さんがいるのですが、遠くに住んでいるうえ、受験生の子どもを抱えているため、たまに両親の様子を見にくるのがやっとという現状です。

これまでも述べたように、肺がんはそれだけ単独で襲ってくることは、むしろ少ないといってもいいでしょう。たいていは複数の病気の「合わせ技」です。これは高齢の患者さんが多いことに加え、COPDや間質性肺炎、肺がんは、いずれも喫煙を共通の背景として発症するからです。

さらには呼吸器の病気だけでなく、脳梗塞や脳出血などの脳血管障害、心筋梗塞、膀胱《ぼうこう》がんなども、同様に喫煙が共通の危険因子となるため、肺がんにこれらが合併している症例もしばしば経験します。単独なら治療できるものも、いくつも病気が重なると治療できなくなってしまいます。

抗がん剤治療をくり返しながら、かろうじてがんの進行が止まり、状態が安定したため自宅で過ごしていたGさんですが、ある日突然、呼吸困難を起こして救急車で運ばれてきました。診察したところ、「緊張性《きんちょうせい》気胸《ききょう》」の状態でした。

気胸については第二章でも述べましたが、同じ気胸でも肺がつぶれるだけの「自然気胸」とは異なり、緊張性気胸は破れた肺からの空気の漏れが止まらなくなって、心臓や反対側の健康な肺まで圧迫してしまう危険な状態です。間質性肺炎や肺気腫があると、肺が破れやすくなっているために、気胸を起こしやすくなるのです。急遽《きゅうきょ》、気胸を起こした右胸にチューブを挿入しました。しばらくして、会話ができるくらいに回復したとき、彼がぽつりといいました。

「もうすぐ三途《さんず》の川を渡ろうとしていたのに、引き戻されてしまったよ」

この入院を境にＧさんは自宅で生活することが難しくなり、施設にいる奥さんを気づかいながらも、退院が難しい状況になってきました。

インターネットなどの普及によって、一般の人でも医療情報を手にしやすくなった現代では、がんと闘うときの治療成績や予後の再発率の数字さえ、だれでも比較的簡単に知ることができます。しかし、そこに示されているがん治療の情報は、あくまでも「がんが単独で発症した場合」を対象として調査したデータであることが多いのです。治療の効果などを純粋に比較するためには、ほかの合併症のない症例に限って調査することが必要だからです。つまり、現実には多い、複数の合併症をもつＧさんのようなケースは、科学的な検証からはずされることが多いのです。

高齢者の場合はどうか、あるいは間質性肺炎やＣＯＰＤなどの合併症がある人ではどうなるのか、というのはまた別に検討しなくてはならない問題です。結局は、同じ肺がんであっても、患者さんごとに個別に考えていくことになります。そして、そのような「合わせ技」の肺がんの場合は、どこから緩和ケアに切り替えるのかという線引きは、とても難しいものになります。

第五章　タバコと禁煙外来

タバコのパッケージ――Hさんの場合

最近のタバコには、小さなパッケージの表面の半分くらいのスペースを割いて、さまざまなタバコによる害の警告メッセージが印刷されています。

「喫煙は、あなたにとって肺がんの原因の一つとなります」
「喫煙は、あなたにとって心筋梗塞の危険性を高めます」
「喫煙は、あなたにとって脳卒中の危険性を高めます」
「喫煙は、あなたにとって肺気腫を悪化させる危険性を高めます」

タバコを吸う側にしてみれば、一本吸うたびにこんなメッセージを目にするのでは、せっかくのタバコがまずくなってしまうのではないかと、私まで心配になります。
ところが、スモーカーの患者さんと話をしていると、パッケージにあれほどはっきり書いてあるのに、肝腎の本人はまったく認識していないことがよくわかります。

Hさんもそんな患者さんのひとりでした。

「先生、肺がん以外にも、肺のこわい病気があるんですか」

「肺気腫や間質性肺炎のことですよね。以前にお話ししたはずですが」

「いやあ、はじめて聞きましたねぇ。そんなのだれも知らないでしょう」

「いえいえ、そんなことありませんよ。Hさんも喫煙による軽い肺気腫を合併しているんですよ。それに、最近はタバコの箱にも書いてありますし。いまタバコをお持ちじゃないですか？」

「あ、持ってますけど」

（外来の日でも、やっぱり持ってくるんだぁ……）

Hさんがポケットからさっと取り出したタバコには、まさしく「肺気腫」の警告メッセージがありました。それを見たHさんは、

「あっ、ほんとうだ。ちゃんと書いてある」

と、今さらのようにびっくりしていたのです。

Hさんは結核のために長く入院し、治った後もその傷跡による肺機能低下と肺気腫の治

療のために定期的に私の外来診察に通ってきています。もう一〇年ほどの長いお付きあいになりますから、外来診察のときや入院中に、がん以外の病気の危険性について、さんざん話をしてきたはずなのですが……。人間は、自分に都合のいいことしか、耳や目に入らないものです。毎日、タバコを買って持ち歩いている人でも、Ｈさんのような人は多いのではないでしょうか？

現在、日本国内で販売されているタバコのパッケージには、全部で八種類の警告表示が印刷されています。表示は、「直接喫煙」の警告として「肺がん」「心筋梗塞」「脳卒中」「肺気腫」の四種類、「その他」の警告として「妊婦の喫煙」「受動喫煙」「依存」「未成年者の喫煙」の四種類があり、「直接喫煙」と「その他」からひとつ以上、計二種類以上の表示をすることが義務づけられました。肺気腫をわずらうＨさんがその日持っていたパッケージは、偶然にも「肺気腫」バージョンでしたから、四分の一の確率で的中したというわけです。

保険で禁煙治療

二〇〇六年四月から、禁煙治療にも公的医療保険が適用されるようになりました——と、堅苦しい言い方をするとピンとこないかもしれませんが、要するに、禁煙するのにも保険がきくようになったのです。これは、医療費を削減するために、高齢者の自己負担増加やさらなる入院期間の短縮が求められるなど、公的給付を縮小する一方で、生活習慣病の予防にはこれまで以上に費用をかけていこうとしている政府の方針によるものでした。

それ以前も、一部の医療機関では、「禁煙外来」を設けて禁煙指導を行っていました。保険の対象外だった時代には、全額が患者負担だったため、治療が終了するまでには総額三〜四万円を要していたのです。その治療費が保険の対象となり、三割の自己負担（七〇歳以上は一〜三割負担）で済むようになりました。タバコ代に換算すると、一か月分より安いくらいの費用です。

しかし、すべての喫煙者が保険診療の対象となるわけではなく、以下の四つの条件を満たしていることが必要です。

1．ただちに禁煙しようと考えていること

2. ニコチン依存症のスクリーニングテストで五点以上であること
3. 一日の喫煙本数×喫煙年数が二〇〇以上であること
4. 禁煙治療を受けることを文書により同意していること

2のテストは左頁の一〇項目のうち五項目以上が当てはまる場合を指します。

3は「ブリンクマン指数」といわれるものです。タバコが人体に与える影響は、喫煙を始めてから現在までの総喫煙量と関係していると考えられているため、その総量を割り出す目安として、一日当たりの平均喫煙量（本数）と喫煙年数とを掛け合わせた指数を用いるのです。

また、どこの医療機関でも保険がきくというわけではありません。医療保険を使って禁煙指導を行うことのできる施設は、「施設内全面禁煙」などの厳しい基準があります。

幸い、私が勤務する施設では、以前から「施設内全面禁煙」の実施に成功していましたが、この基準をクリアすることは案外と難しいようなのです。実際、当院のスタッフのなかにも、「抵抗勢力」は存在しており、最後は地下の機械室に隠れて喫煙する人もいたよ

ニコチン依存症スクリーニング

1. 自分が吸うつもりよりも、ずっと多くタバコを吸ってしまうことがありましたか。	
2. 禁煙や本数を減らそうと試みて、できなかったことがありましたか。	
3. 禁煙したり本数を減らそうとしたときに、タバコがほしくてほしくてたまらなくなることがありましたか。	
4. 禁煙したり本数を減らしたときに、次のどれかがありましたか。（イライラ、神経質、落ち着かない、集中しにくい、ゆううつ、頭痛、眠気、胃のむかつき、脈が遅い、手のふるえ、食欲または体重増加）	
5. 4でうかがった症状を消すために、またタバコを吸い始めることがありましたか。	
6. 重い病気にかかったときに、タバコはよくないとわかっているのに吸うことがありましたか。	
7. タバコのために自分に健康問題が起きているとわかっていても、吸うことがありましたか。	
8. タバコのために自分に精神的問題が起きているとわかっていても、吸うことがありましたか。	
9. 自分はタバコに依存していると感じることがありましたか。	
10. タバコが吸えないような仕事やつきあいを避けることが何度かありましたか。	

厚生労働省「禁煙支援マニュアル」より引用、改変

うですが、その後、病院側の指導によってついに駆逐されました。

「病院づくり」と「健康づくり」

禁煙治療は、アドバイスするタイミングが重要です。診察でそのタイミングをうまくつかんだら、その後は信頼できるスタッフが適切な指導を継続してくれることが不可欠です。私が勤務する医療センターは二〇一〇年から新病院となりました。同じ敷地内に病棟と看護大学があり、さらにこれに隣接する老人保健施設と社会福祉施設、そして八棟のマンションがつぎつぎと建設されるという一大プロジェクトです。新たな街ができるような巨大な工事現場には、大勢の人たちが工事の進捗《しんちょく》状況に応じて交代しながら作業に携わっていました。

この新病院の建設現場で働く従業員に禁煙指導をしたのが、わが病院の誇る「エキスパート禁煙保健師」、Iさんでした。病院の敷地内は全面禁煙ですが、休憩時間に喫煙する姿を見かけることもあり、周辺道路での路上喫煙も常態化していたようです。禁煙についてはだれよりも熱い気持ちをもって取り組むI保健師が、こんな近くに毎日通ってくる大勢の喫煙者を見のがすはずはありません。

「この人たちに、なんとか禁煙指導ができないだろうか」と考えたI保健師は、前年の夏に「熱中症」について講演を行ったことのある健康管理センターの部長に相談しました。長期にわたる工事ですから、病院側も、何か現場の従業員の皆さんの健康に役立てないかと考えて実施された企画です。それをシリーズにして、「生活習慣病週間」に合わせて、「新病院建設従業員禁煙プロジェクト」がスタートしました。

このプロジェクトには、もうひとり、キーマンがいました。この現場の従業員全体の統括責任者である安全長のJさんです。自身も当病院の禁煙外来に通院し、成功した経験者でした。Jさんによって工事を請け負う現場のバックアップ態勢も整いました。

こうして新病院建設工事の基礎工事現場にあるだだっ広いスペースに集まった全従業員七五三名を前に、禁煙についての講演会が開かれました。この現場では、毎週月曜日に、全員が一堂に会して集会が行われるのです。ピンクの制服にヘルメットをかぶり、軍手をしたI保健師が登場し、プレゼンテーションが始まりました。

昼ご飯のあとで眠たいはずの彼らが飽きないよう、まずは二〇〇九年版のブラジルのタバコのおそろしいパッケージを、スライドで紹介。これには、「いったい何が始まるんだぁ？」という顔で聞いていた体育座りの従業員たちも、ぎょっとした表情になりました。

「日本は遅れています。世界で一年間に、タバコで二〇万人ずつ死んでいます」

「おぉっ」（従業員のどよめき）

「世界では一日に、ここにいる皆さんの半分にあたる数の人がタバコで死んでいく計算になります」

（これは寝ている場合じゃないというムードになり、だんだん顔が上がってくる）

「喫煙していると、肺がんだけじゃなくて、いろいろな病気になります。こんなタバコ、いくら安くたって、皆さん買う気になりますか？」

「…………」（一同、驚愕《きょうがく》の表情）

ブラジルやシンガポールのタバコのパッケージは、かなりすごみがあります。日本を含む世界一六八か国が批准《ひじゅん》する「たばこ規制枠組み条約（ＷＨＯ　ＦＣＴＣ）」では、喫煙と受

ブラジルのタバコのパッケージ例（2009年）

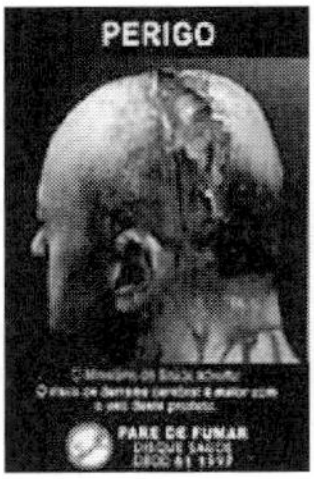

危険

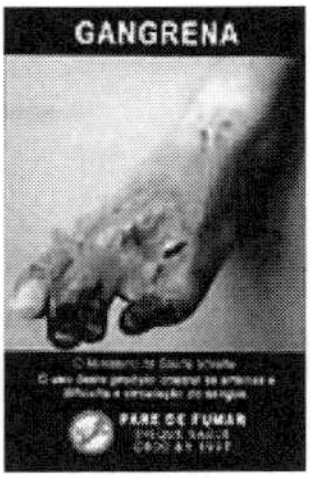

壊疽

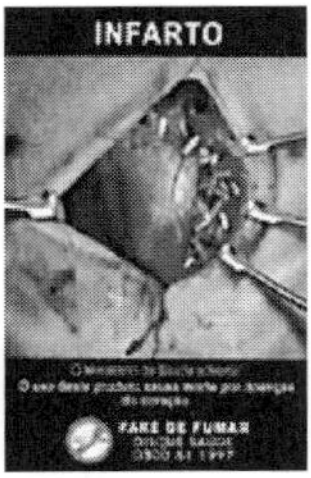

梗塞部

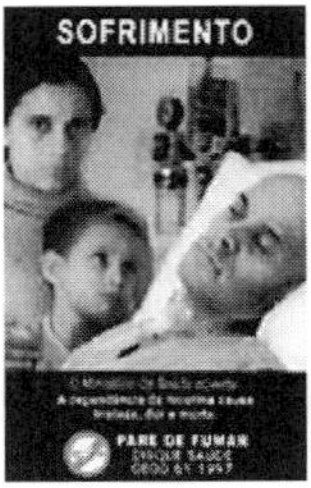

苦しみ

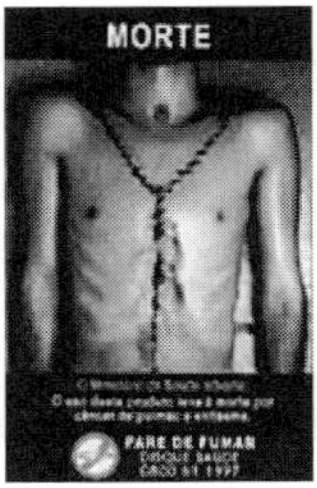

死

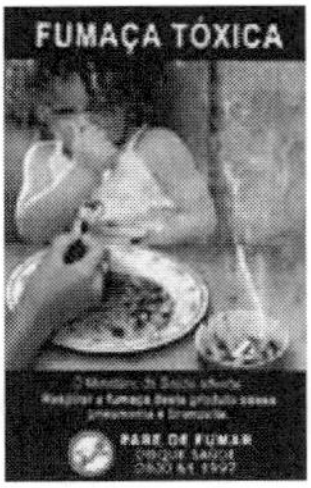

有毒な煙

動喫煙の害に関する健康警告として、タバコのパッケージに図柄や写真を用いることが積極的に推奨されています。識字率が低い国の人たちでも理解できるように、「喫煙はからだによくない」ことを、文字だけでなくビジュアルで表示しなさい、ということです。カナダやオーストラリア、ブラジル、タイ、シンガポール、EUなどでは、すでに表示が義務付けられています。日本たばこ産業株式会社（J

T）もその表示義務に従ってはいるものの、パッケージの表と裏にそれぞれ三分の一の面積に、文字で注意書きが入っているだけで諸外国に比べると物足りないものです。

「とにかく、これからの一〇年間を考えてください。お金も貯まるし、元気になれるし、長生きして年金もしっかりもらえます……。禁煙すると、こんなにメリットがあるんです。健康保険も使えますから、楽にやめられます！」

晴れて「卒煙式」を挙行

講演会と同時に実施したアンケート（なんと回収率100％！）を集計したところ、参加者の年齢は一六〜七〇歳、喫煙者は七五三名のうち五一一名。喫煙率は実に67・9％と、我が国全体の男性の喫煙率39％を大きく上まわっていることがわかりました。そして、今回の講演を聞いて「すぐに禁煙外来を受診したい（四八名）」「自力で禁煙にチャレンジしたい（一七八名）」「しばらく検討して禁煙外来を受診したい（一〇四名）」と回答しました。

翌週から、さっそくニッカーボッカー姿の従業員がドドドッと禁煙外来に出入りするようになりました。「就業時間中でも禁煙外来を受診してよい」と許可を出した現場の大英断も功を奏しました。喫煙率が高かった人たちですが、いざ治療を始めると、実にいさぎよく、禁煙に真面目に取り組んだそうです。「タバコをやめるなんて、考えたことがなかった」「禁煙が薬で治療できるなんてまったく知らなかった」という人も、みなきっぱりしていました。からだを使う仕事をしていると、禁煙の効果も体感しやすいのかもしれません。

こうして、病院と建設会社とのコラボレーションによるプロジェクトは順調に進行し、あとから加わった人も併せて、禁煙外来を受診した三三名のうち二三名が禁煙に成功。六月には、約一〇〇名の従業員を前に「卒煙式」が盛大に執り行われました。

今回、建設現場から禁煙外来に通った人たちの成功率は七割に達しました。その当時の禁煙継続率（成功率）も平均70％ですから、ほぼ同じ結果ということです。その後も途切れずに、つぎつぎと新規の患者さんが禁煙外来にやってきました。そして、ひどかった行き帰りの路上喫煙もほとんどなくなり、建築現場周辺も気持ちのいい環境に改善されていきました。

I保健師も、大勢の従業員の人たちを前に話をして、はじめはかなり緊張したそうです。「アンケートに『ムショにいるときだけ禁煙してた』『シャブもやめられたから、タバコもやめられたらいい』なんて書いてくる人もいたので、禁煙の講義を受け入れてもらえるか、さすがにドキドキしました。でも、『医療センターの工事現場に来てよかった』と思ってもらえたら、私たちも幸せじゃありませんか」

ほんとうにこれは素晴らしいモデルだと思います。タバコや糖尿病、肥満など、生活習慣病の診療においては、健康診断やほかの病気で受診あるいは入院したときというのは、患者さんにはもちろんよい機会ですが、医療者にとっても生活習慣改善のアドバイスをするチャンスです。しかし、いくら病院で禁煙外来を開設しても、ただ座って待っていただけでは、自分から禁煙したいと強く思った人しかやってこない。医療従事者も自分から働きかけなければいけないな、と思うのです。

医療者は、患者さんのニーズを把握することも大切だと思うし、粉塵や薬品を吸いこむ危険性の高い職業についている人たちには、呼吸器疾患の危険性や健診の必要性、回避する方法などを、もっと積極的にアドバイスしなければいけないはずです。私も、新病院の建設現場を眺めるたびに、「粉塵による肺の障害が起こりやすそうだな」「こういう人たちにこそ、禁煙の教育が必要だろうな」などと思っていました。しかし、Ｉ保健師のような切り口は思いつかなかったのです。

「Ｉさん、建設現場には、工事の工程に合わせて異なる職種の業者さんが入ってくるのだろうから、メンバーが入れ替わっていくはずだね。先に受診した人たちも新入りの仲間に勧めてくれるだろうけど、時間をおいてまた講演したらどうだろうか」

「でもね、先生、肝腎のウチの職員の禁煙をもっとしっかりやらなくちゃ。今もパトロールをやっているんですけど、まったく効き目がない人もいるんです。今度はきっちりやらせてもらいますよ」

スーパー禁煙保健師が誕生するまで

実は、このＩさんも、はじめから禁煙の熱心な推進者だったわけではありませんでした。むしろ患者さんへの生活指導のなかでは、禁煙は少し苦痛ですらあったといいます。彼女が禁煙外来を開設し、認定専門指導者の資格をとるまでになったのは、人間ドックを受診した女優渡辺えりさんに禁煙を促したことからでした。

演技派として、映画や舞台で活躍する渡辺さんは、一日に一〇〇本吸うというヘビースモーカーでした。毎年当院の一泊の人間ドックにやってくるのですが、たまたま生活指導を担当したI保健師が、「禁煙したほうがいいですよ」と通りいっぺんのアドバイスをしたところ、渡辺さんに「そんなことをいうんだったら、私を監禁するか、強制入院させなさいよ！」とすごまれたのでした。彼女の迫力に圧倒されたI保健師は、喫煙者を上手に禁煙に導く手段はないものかと猛勉強し、資格をとって禁煙外来開設にこぎつけたのです。

それから四年後。再び渡辺さんが一泊ドックに現れました。

病院はすでに敷地内禁煙になっていますから、ドック入院中は一本もタバコを吸うことができません。検査のない時間にやっとタバコを吸うために、雨のなか、傘をさしてしゃがんでタバコを吸っていたところを、守衛さんに注意されてしまったのです。それでも諦めず、渡辺さんはとうとう検査着のまま（！）病院に近い先輩の大女優の家を探しあてて上がりこみ、一時間で一〇本タバコを吸わせてもらって病院に帰ってきたのでした。そんなみじめな思いをしたことに加え、I保健師からの「渡辺さんは平和への活動をなさっていますよね？　タバコは吸う本人より、受動喫煙の被害のほうが大きいんです。『人の命がいちばん大切』と日頃からおっしゃっていながら、静かなる殺人に加担しているんですよ！」というひと言が決定打になり、彼女はドック入院中に禁煙に踏み切ることを思い立ったのです。

ニコチンパッチを使いはじめてから一か月後の受診日は、ちょうど五月三一日の世界禁煙デー。渡辺さんは、I保健師からの申し出を快諾し、外来のロビーにしつらえた急ごしらえの会場で、自らの禁煙体験を語ってくれたのです。聴衆は、外来にきた患者さんや病院に出入りする見舞客。しかも、なんとノーギャラです。

――禁煙を始めてまだ一か月で、今、すごく苦しいけど、タバコをやめてみて、たくさんいいことが見つかった。私は美術館や図書館が大好きなのに、今まではいつも入館するときからすでに、「出てからどこでタバコを吸えるか」ということばかり考えていた。それを確認しないと、安心して美術館にも入れなかった。禁煙してあらためて、図書館というのは本を読むところだと気がついた。今までは本を借りたらさっさと出て、タバコを吸うことしか考えていなかった。でも、今では図書館でゆっくり本が読める。私は平和主義者を自称している。戦争でたくさんの犠牲者が出ている国を訪れて平和を訴えてきたのに、世界中で何百万人も死に追いやってきたタバコと友だちだった。私はこれから禁煙推進者になります――

ロビーで足を止めて聞き入っていた人たちから盛大な拍手が起きたことはいうまでもありません。渡辺さんが翌日のテレビ番組でも「私、今禁煙中なんです！」と告白したところ、全国から応援のファクスとメールが殺到したそうです。

今日は何の日？――「呼吸の日」と「肺の日」

「今日は何の日？」という質問に無理やりこじつけた語呂合わせは数多く見かけます。二月九日は「肉の日」、一〇月二日は「豆腐の日」、といった具合です。このくらいなら「なるほど」と思いますが、あまりしっくりこない語呂合わせも少なくありません。

最近は医療の分野でも、一般の方に関心をもってもらう目的でこの類《たぐい》の設定が増えています。たとえば、一一月一二日は「いい皮膚の日」だそうです。

では、五月九日は？というわけで、この日は「呼吸の日」です。また、同じ呼吸器の分野では、八月一日も「肺の日」に制定されています。われわれ呼吸器科医がつね日頃、担当している呼吸に関する病気の予防や禁煙の必要性、健診の意味などを、世間一般に広く啓発するべく、日本呼吸器学会が定めた記念日？で、毎年マスコミにも登場するようになりました。確かに、このような記念日でもないと、健康人であれば、ふだんは呼吸のことをまったく意識していないと思います。

肺の機能は年齢とともにゆっくりと低下していきますが、吸いこんだ空気による障害が強い場合には、通常よりも早く機能の低下が始まります。そこで、肺機能がどのくらい低下してきているのかを示す「肺年齢」という新たな指標が、「呼吸の日」に合わせて提唱されるようになりました。「一気に息を吐き出すことのできる能力」をわかりやすく示そうというのが「肺年齢」の考え方です。自分の肺の働きが実年齢と比べてどうなのかといわれたら、知りたいと思うのが人情ではないでしょうか？

あなたの「肺年齢」、お若いわね

私たちは、「〇〇年齢」という表現に敏感なようです。「肌年齢」をはじめ、「骨年齢」「血管年齢」などの表現が用いられています。お肌とは違って、肺などの内臓の老化の様子は目に見えないものです。しかし、タバコなどの有害物質を吸入していると、加齢による生理的な変化よりも細胞の老化を早め、発がんや感染などの二次的な病気につながることがわかっています。

「肺年齢」という指標は、喫煙による肺の生活習慣病であるＣＯＰＤ（慢性閉塞性肺疾患）という病気の認識がなかなか社会に浸透しないため、一般の人たちの関心を向けることを目的に考案されたものです。ややこしいことを抜きにして、「年齢で換算すると、あなたの肺は〇歳です」とうがった表現をとることにより、広く理解を得ようというわけです。

実は、「肺年齢」の診断は特に目新しい検査法というわけではなく、呼吸機能検査の指標のひとつに的を絞って、基準値から得られた値を年齢に換算して表現しただけのものです。したがって、細かいことをいえば、肺機能には多くの側面があるので、たとえば「肺年齢」が若くても、他の指標で見れば問題があるというケースも出てきます。

それでも、肺機能やCOPDという病気について広く理解を得るためには、「肺年齢」はとてもよいアイデアであると思います。その人にとって、表面に現れずにひそかに進行する「不都合な真実」を、実感をもって直視することができるからです。

実際に、健診や人間ドックでも「肺年齢」の診断を、喫煙者のオプション検査などに盛りこむケースが出てきました。実年齢が五〇歳の人でも、肺機能検査の結果、「あなたの肺年齢は九〇歳ですよ」といわれてしまうこともあり、そうなるとさすがに真剣に禁煙を考えてくれます。

タバコが昔話になる日

Lさんは七〇歳の男性です。五〇年間、毎日五〇～六〇本のタバコを吸い続けてきました。数か月前から咳と痰が増えてきたため、近くのクリニックを受診したところ、レントゲン検査で異常が見つかったのです。肺炎の疑いがあるとのことで抗生剤を投与されたのですが、症状もX線の所見もなかなか改善しないため、私の外来に紹介されて来たのです。

診察の結果、入院となり、いろいろと検査を重ねると、タバコによって肺組織が壊れてしまう「肺気腫」に加え、肺の一部に腫瘍《しゅよう》が見つかりました。さらに、反対側の肺にも小さな転移が見つかり、すでに手術で取りきれる状況ではありません。

本人と家族に病状を説明しましたが、

「でも、ほんとうにたいした症状ではないんですよ」

と、どうしても理解できない様子です。肺気腫に合併し、しかも転移のある肺がんでは根治は難しいという事実を、いくら説明しても受け入れられないのです。

結局は、セカンドオピニオンを求めてがん専門病院の受診を希望したので、当院の資料を貸し出し、紹介状を添付しました。

Ｌさんは、おそらく「誤診です」という結果を期待していたのでしょうが、残念ながらその病院でも同じ診断結果であり、当院で治療を継続するように勧められて戻ってきました。「手術による根治は無理なので、抗がん剤の点滴治療、もしくはがんとは闘わずに、苦痛を軽減するための緩和治療に徹するかの選択になるでしょう」という話もあったとのことで、精神的にかなりダメージを受けていました。

これまで「タバコを吸っていても、長寿の人はいるじゃないか」「自分に限って、肺がんなんかにはならないさ」といった思いで過ごしてきたのでしょう。しかし、敵はひそかに進行し、ついに姿を現したときには、やりきれないほど厳しい現実と向き合うことになるのです。このような事例が非常に多いことを、ぜひ知ってほしいと思います。

肺がんという病気は、症状が出たときには多くが進行がんです。「たかが、ちょっと咳が出るくらい」という認識では済まなかったのです。今さら救われないのですが、Lさんにとっては、やはりもっと早い時期に、禁煙を厳しく迫る人が必要でした。

禁煙の「経済効果」について

ここ数年、喫煙・禁煙の問題がさまざまなメディアで取り上げられるようになりました。禁煙推進派の論理では、「喫煙者が禁煙することによって、医療費が削減できる」といわれています。これに対して、喫煙者である識者からは、喫煙者の言い分として、「喫煙者は寿命が短くなるのだから、若くして死亡する分だけ医療費も少なくなる」という視点が強調されました。さらには、「早く死ぬ分、年金給付も少なくなる」のであり、「だから、喫煙しても構わないではないか」という過激な発言もありました。

私自身はもちろん禁煙に賛成ですが、医療経済的に考えると、「禁煙推進によって医療費削減ができる」という論理に関しては、臨床現場にいる者の実感として疑問を抱きます。長寿になれば、今度は認知症をはじめ、年齢にともなう新たな病気や、老いにともなう身体的な機能低下の問題が生じてきます。それらに対処する手立てを講じるために、また新たな医療費が必要となってくるはずです。

呼吸器の病気が進行したために起きる息苦しさや痛みに苦しむ患者さんの姿を、今までずっと見てきた私には、タバコの問題について経済効果云々《うんぬん》を論じてはいけないと思えるのです。社会全体の問題として取り上げるのではなく、なによりもその人のＱＯＬの問題として考えることが大切なのではないでしょうか。

現実には、ＣＯＰＤの終末期の苦痛は、「喫煙者は早く死ぬからいいのだ」といってすまされるほど、容易に受け入れられるようなものではありません。その息苦しさは、言葉で表せないほどの壮絶な苦しみです。身体的な苦痛や不安からうつ状態になることもしばしばで、家に引きこもってしまったり、自殺願望をもつことさえあります。そんなとき私は、医者という立場で不謹慎ではありますが、「死ぬ時節には死ぬがよく候」という良寛さんの言葉を思い浮かべたりもします。

金持ち父さんにも貧乏父さんにも、話の聞けない男にも地図の読めない女にも、「死」だけはだれにでも平等に訪れる必然です。しかし、自殺などの特殊な状況を除けば、死に方を選ぶことはできません。多くの死に至る病が避けようのない宿命として襲ってくるのに対して、ＣＯＰＤに関しては喫煙を避けるだけで、大きくリスクを軽減できるのです。

呼吸器病の終末期の、壮絶な苦痛の実体験をもった患者さんは亡くなっていき、自身の口から語ってもらうことができません。その苦痛と後悔の想いを伝えることは、診療を通して傍らで見ていた医師の務めでもあるという気がしています。

喫煙者の論理

喫煙者には喫煙者なりの論理があるようです。なかには、「肺疾患と喫煙との関連は根拠に乏しい」と主張する著名人もいるのですが、実は明らかに医学的根拠があるのです。

二〇〇八年の報告では、「喫煙男性の四〇歳時点の平均余命は、非喫煙男性より三・五年短い」「夫が喫煙者の妻は、非喫煙者の妻よりも肺がん（腺がん）になる危険が二倍になる」ことなどが、疫学調査によってはっきり指摘されているのです。

私自身の呼吸器科医の立場での臨床実感としても、肺気腫や肺がん患者の多くは喫煙者であり、この因果関係が容易に否定されることなど許されません。

「六〇歳を過ぎたら、健康に気をつけても仕方がないから禁煙しなくてもよい」と主張する人もいます。それを自らの美意識として喫煙し、覚悟をしていさぎよく死んでいく人なら、私もそれはそれでいいと考えてきました。そのような覚悟のできている人は、たとえ喫煙者であっても支援したいと思うし、現にこれまでも「苦しくなっても、酸素も薬もいらない。だからタバコは吸わせてほしい」という患者さんの診療をしていたこともあります。人間というものは、いつもかならず理にかなうことだけをするわけではないし、それだけでは息が詰まることもあるでしょう。

しかし、それはあくまでも個別のリスクを十分に理解したうえでの話です。なかにはタバコによる肺障害の修復力が強く、八〇歳まで一日二箱を吸い続けても、肺機能に影響が出ない人もいます。その一方で、四〇～五〇代の働き盛りに肺がんや肺気腫など、タバコに関連した病気で倒れる人もいるのが現実なのです。

しかも、高齢になってタバコの害による肺疾患が進んでしまった人の現実は、言葉にできないほど残酷です。その段階まできても、「タバコを吸っていたから、これでいいのだ」と自分の死生観を貫き通して最期を迎えたと思える人は、ほんのわずかしかいないのです。相当な意志の強さをもち、死生観を確立させた人でないと、耐えられるものではありません。「私の人生なんだから、よけいなお世話だ」という気持ちはわかりますが、少なくともその人のリスクを正確に評価してくれる専門医を見つけて、話を聞いておいたほうがいいと思います。

第六章　呼吸器の病気あれこれ

呼吸器はアレルギー疾患を起こしやすい

肺や気管支は外界に直接通じている分だけ、空気中に存在する自然界の多くのものが入りこむため、呼吸器の病気は非常に多彩です。入りこんだ菌の量が多かったり、免疫の力が弱って有害なものを処理する力が低下したりすると、病気として発病します。

カビやペットが原因で肺炎や呼吸困難を起こすケースが多いことは、意外に知られていません。これらの症状は、「アトピー性皮膚炎」や「スギ花粉症」と同じようにアレルギー疾患の一種です。

アレルギー反応というのは、そばアレルギーやハチに刺されたときのように、急性に発症するものばかりではなく、数か月から数年という長い経過で反応が起こり、時間がたってから健康に影響を及ぼすこともあります。その際、肺はつねに外界から新しい空気を取りこんでいるため、アレルギーによる病気が起きる場になりやすいのです。

その代表が、「過敏性肺炎」といわれるもので、もっとも頻度が高いのは、家屋のなかのカビを吸入して起きる「夏型過敏性肺炎」です。また、意外なものが肺を攻撃することもあります。「鳥飼病」は鳥の糞《ふん》や羽毛に含まれる物質に対するアレルギー反応で過敏性肺炎を起こす病気です。自分の家では鳥を飼っていないのに……と自宅の周辺をくわしく調査したら、近所に大量に伝書鳩を飼っている家があった、というケースもあります。

入院すると症状が出ない——夏型過敏性肺炎

一〇月頃、近くの内科クリニックから紹介されてきたＭさんは、五〇代の主婦です。夏から咳が続き、クリニックでは感冒（かぜ）と診断されて内服薬を処方されました。ところが、指示通りに薬を飲んでいるのに、咳は治まるどころか、次第にひどくなるのです。さらに、熱が出るようになり、坂道や階段を上るのさえ苦しくなってきました。

Ｍさんも、これはおかしいと、再度クリニックを受診してレントゲンを撮ったところ、「肺全体に淡い影があるようだから、呼吸器の専門医に診てもらうように」ということで、紹介状を携えて私の外来を受診したのでした。

よく話を聞いてみると、Ｍさんは一年前の秋にも、やはり同じように咳が続いたことがあったといいます。聴診で呼吸の音を聴いてみると、特徴的な異常音があります。レントゲンや症状の経過から、「夏型過敏性肺炎」という病気が疑われました。

病気について説明したうえで、即日入院していただくと、翌日から熱は出なくなって、次第に症状も軽くなっていきました。まったく治療もしないのに、入院しただけでよくなる病気なのです。

そこで、Mさんの自宅に病気の原因があると考え、試験外泊で自宅に一泊してもらうと、案の定、発熱して病院に戻ってきました。検査データも悪化しています。

この病気は、カビの一種に対するアレルギーが原因となり、肺全体の広い範囲に炎症が起きることによって発症します。発熱や咳がみられ、酸素の取りこみが障害されるため、息苦しさを訴えます。梅雨時から夏にかけてカビがいっせいに増殖し、それを吸入して生じるため、夏季に多いことから「夏型」という名称がついていますが、すっかり秋めいた時期にも見られます。

自宅が原因となる場合は、築後長年たった木造家屋で、日当たりのよくない部屋がある家に居住しているケースが多いようです。さっそく、「家宅捜索」ならぬ「環境調査」を行ったところ、寝室のじゅうたんの裏やエアコンなどにカビが生息しているのが発見されました。治療を必要としているのは、家主のＭさんではなく、家のほうだったのです。

Ｍさんはさっそく業者に入ってもらい、大がかりな掃除とリフォームをしたそうです。環境調査のときには娘さんも家にいて、やはり以前に同じような症状に悩まされていたと話してくれました。血液検査では、同じカビに対するアレルギー反応が陽性でしたが、六月に結婚し、七月からは新居で暮らすようになったために、症状が治まったことも判明したのです。生活環境を根掘り葉掘り聞くことも、診断への大切なプロセスです。

淑女だからこその病気？——非結核性抗酸菌症

女性は一般的に痰がたまっても自力で出しにくく、ついつい唾液と一緒に飲みこんでしまうことが多いのではないでしょうか。

近年、特に中高年の女性に増えている病気のひとつに、「非結核性抗酸菌症（ＭＡＣ症）」があります。文字通り結核菌以外の「抗酸菌」による病気です。結核菌を含む一群の菌を「抗酸菌」というのですが、そのなかでは結核菌がもっとも感染力も毒性も強いのです。しかし、その他の毒性の弱い菌も、時と場合によっては病気の原因になるのです。結局、感染症は菌と人間のからだの防衛力との力関係で生じるのです。ＭＡＣ症は感染力も弱いため、結核とは異なり、ヒトからヒトへの感染はありません。ＤＮＡでの検査ができるようになったことや、ＣＴを気軽に撮れる時代になったことで、診断がつくようになった病気ともいえるのですが、加齢とともに増加し、圧倒的に女性に多いのが特徴です。

　この病気は、「ウインダミア卿《きょう》夫人症候群」とも呼ばれています。『幸福な王子』の作者、オスカー・ワイルドの作品に『ウインダミア卿夫人の扇』という物語があります。主人公はたいへんおしとやかな女性であり、そのような女性は男性のように「カーッ、ペッ」と痰を吐くなどという、はしたない行為をするなんてとんでもありません。淑女は痰を出して気管支の掃除をすることができないために、肺に少しずつ汚いものがたまってしまい、それが炎症の原因になるという理屈です。女性は男性より筋力が弱いため、単純に痰を押し出す力が弱いという理由もあるかもしれません。

　初期には、ほとんどが無症状なので、健康診断によって偶然発見されることもあります。自覚症状で受診する患者さんは、「咳や血痰が出る」「微熱が続く」「体重が減ってきた」などの軽い症状で受診して、診断がつきます。最近は、「人間ドックで肺のＣＴを撮ったら、影があるといわれた」というケースも増えてきました。

呼吸器科専門医以外の認識が高くないために、慢性気管支炎などとして放置され、そのあいだに進行してしまう例もあります。

呼吸器の病気の難しいところですが、この病気ひとつをとっても個人差が大きく、「この先どうなりますか？」と聞かれても、正直なところ困ってしまうのです。五〇代で肺に影があっても、それから三〇～四〇年間、何も起こらないケースもあれば、四、五種類の薬を使って治療を続けても、一年後には生命にかかわる状態になるケースもあるのです。

呼吸器科医にとっては珍しくない病気なのですが、「レントゲンで肺に影がある」＝「肺炎」という認識で抗生剤などを服用していると、よくなってはまた悪化して……という悪循環で手遅れになるケースもあります。「私、よくかぜをひくんです」という感覚で見過ごされ、埋もれていた病気のひとつですが、今後増えていくと思われます。

ペットが原因で起こる呼吸器病　①鳥飼病

飼っているペットが、呼吸器病の原因になることもあります。

以前、四〇代の男性が、ジャンガリアンハムスターに咬《か》まれて死亡したというニュースがありました。これはハブやサソリのような毒によるものではなく、アレルギーによるものです。ハムスターなどの齧歯類《げっしるい》の唾液には、リポカリンと呼ばれる蛋白質《たんぱくしつ》が含まれ、アレルギーの原因となる頻度が高いと考えられています。急性のアレルギー反応によるショック状態になり、全身のむくみや血圧の低下が起こることを「アナフィラキシー」といいますが、喉や気管支にむくみが生じて喘息と同じような呼吸困難におちいると、この男性のように命にかかわることもあります。

実は、このジャンガリアンハムスターは、飼い主の喘息の原因として有名です。さらに身近なペット・アレルギーとしては、イヌやネコ、ウサギなどのペットのアレルギーによる気管支喘息やアレルギー性鼻炎があります。ネコが原因の喘息発作で、毎晩のように眠れない夜を過ごしながらも、ネコを抱いて眠っているという患者さんもいます。ほかにも、アレルギーの検査を行った患者さんで、飼いイヌが原因だろうと考えられたため、イヌを友人か親戚に預けることをお勧めしたところ、子どもたちから「だったら、お父さんがウチに帰ってこなければいい」といわれたという、笑うに笑えない話もありました。

鳥類によるアレルギーもあります。「鳥飼病」は、鳥の糞に含まれる蛋白質を抗原《こうげん》（アレルギーの原因）として長期間にわたって慢性の炎症が起こり、次第に肺が硬くなって、呼吸困難や咳などの症状を引き起こす病気です。私の患者さんでも、「室内で飼育しているハトが、いつも私の後をついてきて、ベッドにまで上がってくるんです」という人がいました。しつこい咳の原因がこのハトであることを突き止め、十分に説明して納得してもらって、ハトを実家に預けてもらいました。

しかし、翌年にまた息切れを訴えて来院し、再びハトの飼育を始めたことを告白しました。この病気は、進行すると、鳥を飼うのをやめても肺の炎症が進んでしまうのです。やがては酸素療法が必要になったり、場合によっては死に至ることもありうるのだから、と何度も説明して、ようやくハトの飼育を諦めてもらいました。

ペットが原因で起こる呼吸器病　②鳥の恩返し

定年を迎えて自宅にいることが多くなった男性Ｎさんは、一か月くらい前から咳が続いているために来院しました。胸部Ｘ線検査を行うと、両肺の広い範囲にすりガラスのような淡い異常な影がひろがっています。即、入院となり、酸素を投与してさらに詳しい検査が始まりました。

検査の結果、「過敏性肺炎」というカビや鳥の糞に含まれる蛋白質を抗原として起きるアレルギー性の肺炎であることがわかりました。Ｎさんに心当たりを聞いてみると、四〇年も前から、特殊なインコを飼育しているというのです。

四〇年間もインコが生きる、というのも初耳ですが、四〇年めになってその鳥が原因で発病するというのもおかしな話です。環境を調査するために、主治医がＮさんの自宅まで伺うと、リビングのソファの傍らに、大きな鳥かごに入った巨大なインコがいました。

どうやら、定年後、リビングで過ごすことが多くなったＮさんが、時間もたっぷりあるのでインコの世話も引き受けることになったようです。そして、鳥と接触する時間も機会も急に増えたために、急性の過敏性肺炎を発病したのだろうという結論になりました。

ただ、ＣＴの画像では、すりガラスのように淡い異常な影のなかに、一か所だけ、一センチ程度の塊状の影が見えるのです。さらに検査を進めると、そこには早期の肺がんが隠れていました。がんは手術によって完治しましたが、この大きさの肺がんではまず症状が出ることはありません。鳥による急性の過敏性肺炎があったからこそ、奇跡的に見つけることができた早期肺がんでした。

その後、この鳥は、現在では日本に輸入することができない特殊なインコであることもわかりました。Ｎさんとの隔離の意味も含めて動物園に預ける方向で相談を進め、めでたく某動物園に引き取ってもらうことになりました。それにしても、四〇歳というのは相当な長生きらしく、動物園でも驚いていたということです。長年飼育してもらったお礼に、最後の恩返しとして、飼い主に早期の肺がんを知らせた、なんとも賢く律儀なインコだったのでした。

生きている鳥だけでなく、実は「羽毛ふとん」にも注意が必要です。ふつうは何年もかかって症状が進行していくものですが、羽毛ふとんが原因で急性の鳥飼病の症状が出たという報告もあります。このように最近は直接、鳥を飼育していなくても起こることがわかってきたため、注意を喚起する意味で、「鳥飼病」という呼び名から「鳥関連過敏性肺炎」という呼称にしようという方向性にあります。鳥の抗原のなかでもっとも可能性が強いのは、糞のなかに含まれている免疫グロブリンではないかといわれていますが、まだ正確にはわかっていません。これについても研究が進められており、鳥の糞の吸入負荷試験などという検査も行われています。鳥の糞の抽出液を吸入し、その前後で採血や肺機能検査、レントゲン検査を行って調べるのです。

禁煙、節酒、カロリー制限など、生活習慣の改善を促すことが治療のうえで重要となる病気はたくさんありますが、ペットに関することを制限するのはそれ以上に困難であることを痛感する昨今です。

ペットが原因で起こる呼吸器病　③ディープなキスはほどほどに

五〇代の女性Oさんが、「咳と痰が慢性的に続いている」という訴えで来院しました。胸部レントゲン検査で肺に異常な影がみられたため、入院してさらに調べたところ、「パスツレラ」という菌による感染症であることが判明しました。

Oさんには、その菌に相性のよい抗生剤を投与して症状は軽快しましたが、実はこの病気は、パスツレラ菌を保有している動物から感染するものなのです。多くはイヌ、ネコの咬み傷やひっかき傷から、ヒトの皮膚や皮下組織に感染します。病原体が動物と人とに共通しうる感染症は「人畜共通感染症《じんちくきょうつうかんせんしょう》」と呼ばれ、近年は増加傾向にあります。

最近になって、もともと肺や気管支に何らかの弱点——古い肺炎や結核の傷痕《きずあと》、気管支拡張症、肺気腫など——をもっている人の場合には、このパスツレラ菌が原因で肺炎を起こす例があることも報告されています。しかも、高齢者や糖尿病患者のような免疫力が低下している人が発病した場合、菌が全身にまわって生命をも脅かす例が報告されています。

当のＯさんにペットのことを尋ねると、九年間、室内で小型犬を飼育しており、ベッドにも一緒に入ってくるし、毎朝のお目覚めもワンちゃんのキス——唇をはじめ、顔中をなめまわす——によるという、まさに「目に入れても痛くない」かわいがりようであることがわかりました。イヌやネコの上気道や口腔にはこのパスツレラ菌が存在していることが多く、毎朝のお目覚めのたびに感染の危険があったというわけです。

しかも、Ｏさんは若い頃に肺炎を起こし、その傷痕として気管支拡張症を患っていたため、その場所に肺炎が起こったのだろうと考えられます。幸い、この菌は一般によく使用されるペニシリンなどの抗生剤によく反応するので、感染したとしても早期に治療すれば重篤になることは少ないのですが、このまま濃厚な接触を続けていれば、肺炎をくり返すことになります。人畜共通感染症の予防法は……どんなに愛《いと》おしいパートナーでも、ディープなキスはほどほどに、ということでしょうか。

防水スプレーで肺炎に

肺という臓器は非常にデリケートで、少しの刺激にも反応してすぐ炎症を起こします。その状態で胸のレントゲンを撮影すると、炎症を起こしている部分が白く写ります。いわゆる「肺に影がある」というのはこの状態をいうのです。肺の炎症＝肺炎の原因になるような危険は、私たちの日常生活のなかにもたくさんあるのですが、目に見えにくいものが多いために、その危険性が一般の人たちには十分に理解されていないように思われます。

身近にあるものでは、衣類や靴などに使用する「防水スプレー」も注意が必要です。シューッと吹きかけながらスプレーの霧を吸いこむと、肺に炎症が起こります。スキー場の宿の換気の悪い乾燥室で防水スプレーを使い、息苦しくなって救急病院に駆けこんだら、レントゲンで肺が真っ白になっていた、という症例報告もあります。

先日、呼吸器系の研究会で聞いたのは、「高分子ポリマー肺」の症例でした。フッ素樹脂加工のフライパンを加熱していたところ、うっかり居眠りして空炊きしてしまい、限度を超えた高温になったため、フッ素樹脂が霧状になって室内に充満。それを吸いこんでしまったために、レントゲン画像は肺に水がたまってしまう「肺水腫」のように真っ白になっていた、というものです。

浴室のカビ取りなどによく使う塩素系の洗剤も要注意です。これらの洗剤の容器には、「窓や戸を開けて、十分に換気をしながら使用する」「入浴しながら使用しない」「呼吸器や心臓の病気がある人は使用しない」などの注意書きがかならずありますが、集合住宅の浴室などでは、「十分な換気」ができていないような場合もあると思います。

職場環境による害も忘れてはいけません。たとえば　解体業など、粉塵などが多く、呼吸器に悪影響を与えるような環境で仕事をせざるを得ない職業はいろいろあります。その典型的な例が、アスベストによる悪性の中皮《ちゅうひ》腫《しゅ》です。

クリーニング業も、リスクの高い職業のひとつとされています。ドライクリーニング用の有機溶剤は揮発性が強いため、吸入すると肺胞から血液に入り、呼吸器だけでなく神経や肝臓・腎臓にも影響を及ぼします。

また、美容師や理容師などの職業も、スプレー状の薬品など、吸引するものが多いため、ＣＯＰＤまではいかなくても、慢性気管支炎のような症状が続くケースは少なくありません。私のところに喘息で通院してきている美容師さんも、なかなか仕事が休めないため、入院が必要なほどの症状になっているのに外来治療でしのいでいる状態です。皮膚科的な観点から見ても、手指のアレルギー症状で若いうちに離職せざるを得ないケースがあるとも聞いていますが、カラーリングやパーマネントに使用する薬剤や、セットの仕上げに吹きかけるヘアスプレーなどは、呼吸器の末梢まで吸いこみやすいと考えられます。

このように考えると、私たちのまわりには小さな危険がいっぱいです。花粉に黄砂《こうさ》、排気ガス、工事現場からの粉塵……。日常生活のなかでも、つねにいろいろなものが攻めてくると考えていいでしょう。原因がわかれば、取り除くのがいちばんなのですが、毎日を生きていくうえでは、それらを完全に取り除くのは困難なことも多いのです。

高齢者に多い肺炎——誤嚥性肺炎

「誤嚥」というのは、本来食道を通って胃に送られるべき食べ物や唾液が、間違って気管のほうに入ってしまうことです。「誤飲《ごいん》」と勘違いしやすいのですが、こちらは食べ物以外のものを飲みこんでしまうことで、なんでも口に入れたがる乳幼児に起こりやすいものです。

誤嚥は、どうして起きるのでしょう。

誤嚥の原因は、喉頭の筋肉のスムーズな動きの障害によるものです。もっとも端的に現れるのはパーキンソン病の患者さんでしょうか。パーキンソン病の患者さんは骨格筋の動きも悪くなるため、歩くときにつまずきやすかったり、最初の一歩が出なかったりという状態になります。同じように、健康なときにはスムーズに開いたり閉じたりする喉頭蓋《こうとうがい》という気管の入り口のフタがうまく動かなくなったり、周囲の筋肉の動きがうまく協調できなくなったりします。そのためにパーキンソン病の人はとても誤嚥しやすく、肺炎になりやすいので気をつけなければいけません。

誤嚥性肺炎は、誤嚥したことによって起きる肺炎です。「食べ物や飲み物なら不潔ではないのに」と思うかもしれませんが、肺にとっては雑菌だらけの異物です。大量の食物が気管に入ってしまってむせるような明らかな誤嚥ならわかりやすいのですが、多くの場合は「不顕性誤嚥《ふけんせいごえん》」といって、口腔内の唾液や逆流した胃液などが、少しずつ気管から肺へと吸引される誤嚥が原因と考えられています。唾液や胃液と一緒に雑菌が入りこんで、しばしば肺炎を引き起こすからです。特に、高齢者や脳卒中のあとの患者さんなどに多くみられます。

入れ歯の手入れを怠って不衛生であったり、歯周病があったりする場合は、口のなかに雑菌がたくさん繁殖しており、それが唾液と一緒に気管に入ってしまい、誤嚥性肺炎が重症化します。そのため、最近の高齢者施設では、入所者の口腔ケアに気をつけるようになってきました。

一般的に、肺炎の症状は発熱、咳や痰、呼吸困難、胸痛《きょうつう》などですが、高齢者の場合はこれらの症状がはっきりしないことも多いのです。一般的に肺炎は高熱になることが多いのですが、高齢者は体温が変わらないか、微熱程度であることが少なくありません。ですから、高齢者の場合は元気がない、食欲が落ちている、あるいは呼吸数が増えている、皮膚や舌が乾燥して脱水の兆候があるときには、発熱していなくても肺炎を疑って検査をすることがあります。

寝ているあいだに息が止まる！——睡眠時無呼吸症候群（ＳＡＳ）

睡眠時無呼吸症候群（ＳＡＳ）は肺の病気ではありませんが、近年増加傾向にある病気です。名前の通り、睡眠中に呼吸が一時的に停止するのですが、多くは肥満が原因として大きくかかわっています。皮下脂肪より健康によくないという「内臓脂肪」の存在は、今やすっかり有名になりましたが、脂肪がつくのは腹部だけではないのです。首の周囲に脂肪がつくことによって気道が狭くなり、仰向けの姿勢で寝ると、喉に落ちこんだ舌が気道をふさいでしまうのです。あなたの周囲にも、太っていて大きないびきをかき、日中はいつも眠そうにしている方がいるのではないでしょうか？

この病気は、個人の健康問題としてよりも、三〇年ほど前に起きたアメリカ・スリーマイル島の原子力発電所事故やその後に起きたタンカー座礁《ざしょう》事故、列車衝突事故などがこの病気をもつ人の日中の集中力低下にかかわりがあることが報告されてから、社会問題となり、研究が進められました。日本でも、睡眠時無呼吸のある運転士による山陽新幹線の居眠り運転が発覚した頃から、一般の人にも認識が広まりました。

肥満以外の原因としては、アデノイドや扁桃《へんとう》肥大《ひだい》などが考えられます。また、日本人の場合は、顎《あご》が小さいために気道がふさがりやすくなる人もいます。そのような人では、やせているにもかかわらず、睡眠時無呼吸が起こります。

同室で寝ている家族から睡眠中のいびきや呼吸の停止を指摘されたり、日中に強い眠気を覚えることから気づくケースが多いのが特徴です。一〇秒間以上呼吸が止まってしまう状態を、一時間に五回以上くり返すようであれば、睡眠時無呼吸症候群と診断されます。

呼吸が止まる状態がくり返されると、血液中に十分な酸素が行きわたらなくなり、心臓や血管に負担がかかって血圧が上昇するだけでなく、狭心症や心筋梗塞、脳血管疾患といった生命にかかわる病気を起こすリスクが高くなり、非常に危険です。

診断を確定するためには、「ポリソムノグラフィー」という検査が必要です。一泊入院で夜間睡眠中の呼吸状態、血液中の酸素濃度、脳波、心電図測定などを行います。診断が確定したら、減量などの生活指導とともに、呼吸器補助装置（ＣＲＡＰ法）やマウスピースの使用、耳鼻科・口腔外科と連携しての手術による治療などが検討されます。

六〇年近くも、「鉄の肺」に入って暮らした女性

二〇〇八年、ポリオによる全身麻痺で、六〇年近くも「鉄の肺」に入っていたアメリカの女性が亡くなったというニュースを、インターネットで見て驚きました。

「ニューヨークタイムズ」によれば、テネシー州に住むこの女性は、一九五〇年に三歳でポリオに罹患しました。五〇年といえば、ポリオのワクチンが開発される直前です。全身麻痺で自力呼吸ができなくなったために、「鉄の肺」に入って呼吸する人生を過ごしてきたのですが、突然の停電によって緊急用の発電機の起動が間に合わず、六一歳で死亡しました。「鉄の肺」に取って代わるポータブルな体外式人工呼吸器も開発されていたのですが、この女性は脊椎《せきつい》変形があるために、それに移行できなかったようです。

彼女は不自由な状態であったにもかかわらず、眼の動きで周囲の人に意思を伝えました。声で起動するコンピュータを使って勉強し、高校を卒業。大学課程に進んで勉強を続けながら童話を書くなど、充実した日々を送っていたといいます。

「鉄の肺」が過去のものではなかったというニュースは、私にとって衝撃的でした。写真でしか見たことがないのですが、英文で表記しても「Iron Lung」という通り、まさに鉄

鉄の肺（本文に登場するものとは別のタイプ）

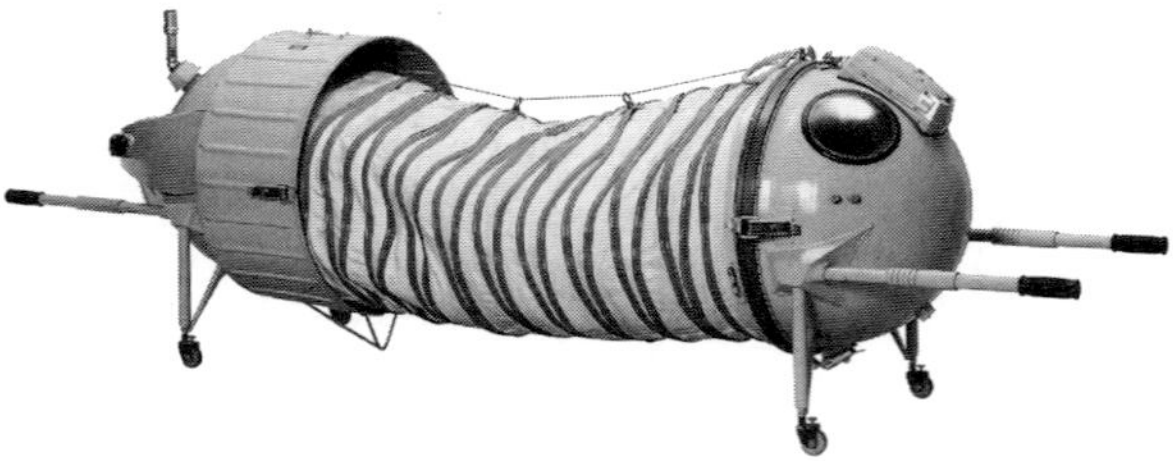

の塊のような人工呼吸器です。一九四〇〜五〇年代には、各国で宇宙船のような形の「鉄の肺」がつぎつぎと開発されました。写真のものは旧ソ連製で、詳しい資料は残っていないようですが、日本国内で使用されていたものと思われます。

　私たち現代の医師にとっては、人工呼吸器といえばマスクやチューブを通じて気管や肺に圧力をかけて行う陽圧換気装置が常識なのですが、それがまだなかった時代に開発された「鉄の肺」は陰圧で呼吸を補助するという点で、生理的な呼吸のメカニズムにより忠実であるといえるでしょう。

　現在では、この鉄の肺と同じ陰圧の発想で、陽圧も併用したポータブルな人工呼吸器「ＲＴＸ」が開発されています。メカニズムは「鉄の肺」とほぼ同じで、挿管や気管切開をすることなく、マスクを装着する必要もないため、患者さんの負担が少ないのです。

ＲＴＸは、プラスチック製の亀の甲羅のような胸当てを胸からお腹にかけて装着し、機械本体から陰圧・陽圧を加え、おもに横隔膜を動かすことによって呼吸を補助します。サイズも豊富で、新生児から成人まで使用できるので、いろいろな病気の治療と呼吸リハビリテーションに利用されるようになってきました。大がかりであるという「鉄の肺」の最大の欠点をクリアしたことは、まさに画期的です。最近では、このＲＴＸを在宅で導入する試みも始まっています。

第七章　よい呼吸のために、できること

肺や気管支はリニューアルできない

最近は中高年者だけでなく、二〇代の若者までもがなんらかのサプリメントや補助食品をとったりして健康に気を配っています。

ＣＯＰＤなどの呼吸器の病気にかかってしまった、あるいはその予備軍である可能性が高いという場合、どうすれば機能が低下した肺の組織や壊れかけた気管支のフィルターが元に戻るのでしょうか。

結論から先にいってしまうと、残念ながら、「〇〇をすれば肺が元に戻る」「〇〇を飲めば、気管支が丈夫になる」というような万能な治療や体操、サプリメントはありません。

現在の医学では、いったん傷ついてしまった肺の組織の細胞は、薬などで治療をしても元に戻すことはできません。たとえば肝臓は、生体肝《せいたいかん》移植《いしょく》や肝細胞がんなどの手術で半分以上を切除してしまっても、術後数か月でほぼ元のサイズに再生する能力をもっていますが、肺には残念ながらそのような再生能力がありません。最先端の研究では、動物実験で肺の再生の可能性を示す結果もあり、期待されていますが、実際の医療に応用されるまでには、まだかなりの時間を要すると考えられます。肺気腫型のＣＯＰＤなどで肺胞がスカスカな状態になってしまうと、その部分の細胞では正常なガス交換はできなくなります。また、確かに肺は左右ふたつありますが、肺気腫は片方の肺の一部に起こるようなものではなく、肺全体がだめになり、予備力が低下していく病気です。

　もちろん、症状に応じて肺や気管支の炎症を取りのぞいたり、痰を出しやすくしたり気管支を拡げたりといった治療薬は、つぎつぎと開発されています。しかし、それらの働きで症状は改善しても、肺や気管支が元に戻るわけではありません。したがって、私たちが生まれたときから使い続けている左右ふたつの肺は、大切に使わなければならないのです。

　呼吸器はつねに外界の雑菌やほこりを含んだ空気にさらされています。外から入りこんでくる異物にさらされ、日々それらを排除しながら生きるための呼吸を支えています。この章では、そんな健気な肺や気管支を、大切に使うための具体的な提案をしていきます。

マスクは効果があるか

　第二章でも述べたように、新型インフルエンザが世界中を震撼《しんかん》させました。日本国内でも感染者が出た地域では、学校の休校や人が集まるイベントの中止などが相次ぎ、大騒ぎになりました。ウイルスから身を守りたい、という自衛本能が過剰になった結果、薬局からはマスクが消えました。薬局だけでなく、インターネットでまとめ買いをする人も多かったようです。

マスクは、感染予防には効果的かもしれません。しかし、残念ながら「かもしれません」という程度です。かぜやインフルエンザで、明らかに咳やくしゃみが出ている患者さんなら、マスクをすればウイルスが飛び散ることによる他者への飛沫感染《ひまつかんせん》を防ぐことができます。ＳＡＲＳが流行したときも、簡単なサージカルマスクでも効果があったといわれていますが、完全に感染を抑えたわけではなく、発症率にわずかな差を認めた程度です。テレビのニュースなどで目にする鳥の嘴《くちばし》のような「Ｎ９５」と呼ばれる医療従事者などが使うマスクは、気密性が高くて感染防止力が高いものの、苦しくて日常生活には向いていません。

一般的なマスクは、感染予防というよりは、むしろ口や鼻のなかが乾燥しにくいという、保湿効果のほうが期待できます。口のなかが乾燥しやすい病気――膠原病の一種であるシェグレン症候群、乾燥性の気管支炎、第六章で述べた非結核性抗酸菌症なども、呼吸器科の立場からいうと、これらの病気との関連があるとも考えられます――をもっている人には、特に有効といえるでしょう。気管支の粘膜が乾燥していると、粘膜が傷つきやすく、気道感染を起こしやすいのです。

喉の潤いと清潔を保ち、口から菌を取りこむのを防ぐという意味では、マスクよりもうがいと手洗いのほうが、感染予防には効果的でしょう。特にうがい薬を使わなくても、ぬるま湯のうがいで十分です。

腹式呼吸と深呼吸をマスターする

「よい呼吸法」とは、どんな呼吸でしょうか。

第一章で述べたように、基本はまず、「鼻から吸って、口から吐く」ことです。私たちは、ふだん無意識に呼吸をしているために、息をしていることを忘れています。そのため、「口はものを食べるところ、鼻はニオイを嗅《か》ぐところ」だと勘違いしがちなのです。ものを食べることも大切ですが、そのまえに鼻と口は息を吸ったり吐いたりするという、生命にかかわる大切な仕事をする出入り口なのです。

そして、私たちのからだは外界の酸素を取り入れて、肺でガス交換をして全身にくまなく配り、二酸化炭素を回収してきてまたガス交換をして体外に排出する……という作業をしているのですから、「肺で呼吸をしている」というより、むしろ「全身で呼吸をしている」と理解したほうがいいでしょう。実際に、医学的には一般に私たちが意識している、息を吸ったり吐いたりする、いわゆるふつうの呼吸を「外《がい》呼吸《こきゅう》」とよび、取りこんだ酸素が血液に運搬され、各臓器の細胞で酸素が利用されてエネルギーが生成されて二酸化炭素が生成される細胞内の代謝を「内《ない》呼吸《こきゅう》」といいます。つまり、そこまでの全過程を含めて、「呼吸」と呼ぶのです。

いわゆる呼吸（外呼吸）の方法には、「胸式呼吸」と「腹式呼吸」があります。胸式呼吸は、肋間筋が動いて、胸郭をひろげることによって行う呼吸です。これに対して、横隔膜を押し下げることによって、肺をひろげる呼吸法が「腹式呼吸」です。舞台でセリフをいう役者や歌手などは、この腹式呼吸によってよく通る安定した声を出す訓練をします。

健康な人でも、腹式呼吸をマスターすると、より効率のいい呼吸を体得できます。最初は仰向けになってお腹に手を当てて、息を吸ったり吐いたりしながら、お腹に空気を出し入れする感覚を意識します。ＣＯＰＤや喘息などの病気のある人は、特に吐く息を意識してゆっくりとしっかり、吐ききることが大切です。その際、後述する口すぼめ呼吸をするとより吐きやすくなるはずです。

メタボ腹がよい呼吸を阻害する!?

では、ふだん無意識に行っている呼吸がどちらなのかというと、これはその人によって割合が異なる、としかいいようがありません。古い生理学の教科書には、「一般的に、平常時の呼吸は胸式が約25％、腹式が75％」とか「女性はどちらかというと胸式呼吸をすることが多い」などと書いてあるのですが、そのような調査をした正確なデータはないと思います。

ただし、ひとついえることは、第二章で述べたように、メタボリックシンドローム状態でお腹に脂肪がついている人は、腹式呼吸をしにくいということです。内臓脂肪のせいで横隔膜が下にひろがりにくくなっているので、肺の拡張が制限されるためです。レントゲン写真でも、肥満のある人は息を吸って撮影した肺の大きさが相対的に小さくなっています。効率のよい呼吸のためには、メタボにならないことも大切なのです。

「深呼吸」は、ラジオ体操の最後に行うような、大きな深い呼吸です。これは、どちらかというと胸式呼吸を最大限にします。息を吸うときには、胸を大きく開きながら、肺の容量を大きくするような感覚で鼻から息を吸いこんでいき、今度は口をすぼめてゆっくりと吐き出します。腕をひろげたり閉じたりすることで、胸郭を開き、効率よく酸素を取りこむことができます。

肺は非常に予備力が大きいので、ふだんはほんの一部しか使っていません。前述したように一般の成人では一回の呼吸でペットボトル一本分（約500㎖）の空気を吸いこみます。しかし、最大限に吸って吐くことのできる量はその数倍（3000〜4000㎖）にも及ぶのです。

呼吸器の病気ではなくても、大勢の人の前で話をするときや、入学試験の前に緊張している人には、「ほらほら、落ち着いて。深呼吸、深呼吸」などと声をかけることがあります。緊張したり、あわてたりすると、私たちは無意識に呼吸が浅くなってしまうのです。

そこで深呼吸をすると、速くなっていた心拍数も安定してきて、気持ちが落ち着いてくるのです。

一般の方にも身近になっているヨガや座禅も、呼吸をとても大切にしています。最近の研究では、ゆっくりと腹式呼吸で息を吐くことによって、脳や自律神経にも作用してバランスをとる効果があることがわかっています。

口すぼめ呼吸

第三章で述べたように、肺や気管支の病気で呼吸がうまくできなくなった患者さんのために、「呼吸リハビリテーション」が行われます。呼吸困難を起こしてしまうと、だれでも効率の悪い、浅い呼吸になってしまいます。リハビリ訓練によって、呼吸が苦しくなったときの対処法がわかれば安心感があるし、実際に効率のよい呼吸ができるようになります。

呼吸リハビリテーションでは、効率的な呼吸法を身につけて、息苦しさでパニックを起こしたときに対応できるよう、前述の「腹式呼吸」や「口すぼめ呼吸」を指導します。

ＣＯＰＤなどで呼吸困難を起こしたときには、「息を吸いこめない」ことよりも、「息を吐き出せない」息苦しさで、患者さんはパニック状態になることがあります。ですから、効率よく息を吐き出す方法を指導するのです。

口すぼめ呼吸にはふたつの効果があると考えられます。ひとつは、空気の通り道である気管支を拡げて、最後までしっかりと吐ききることを助ける働きです。ＣＯＰＤや喘息の患者さんは気管支がつぶれやすくなっているため、息を吐こうとしても気道が閉じて出せない状態になっています。使い古しの風船が弾力性を失い、勢いよく空気を出せないで、空気が残ったままでいる状態のイメージです。その場合、口をすぼめ、気道の圧力を高く保ってあげたほうが、息を吐き出しやすいのです。実際にこれは、人工呼吸器を使用する際にも応用され、息を吐くときに合わせて、ある程度の圧力をかけて呼吸を助けます。

もうひとつは、圧力をかけることで、より多くの酸素を血液に溶かしこもうとする働きです。富士山で働く山岳ガイドたちは、登っていくうちに酸素が少なくなって息苦しさを訴える登山客のために、いつも風船をポケットに入れているそうです。口すぼめ呼吸をして風船をふーっと膨らませることで肺に圧力をかけ、少ない酸素を効率よく血液中に取りこませるための工夫なのでしょう。第四章で述べたように、海女さんの磯笛という呼吸法は自然とこの理屈を応用しているのだと思います。健康な人にとっても、腹式呼吸や口すぼめ呼吸は呼吸の効率を高めるわけです。

口すぼめ呼吸は実際には難しいものではありません。風船を膨らますときのイメージで抵抗をかけてゆっくりと長く息を吐き出します。うまくいかない場合は、ストローをくわえて先端をコップの水のそこに沈め、「ブクブク」と吐き出したり、口にくわえて吐くときに抵抗をかける専用の器具を利用したりしてトレーニングします。あわせて腹式呼吸もできると、もっと効率が上がるはずです。

呼吸の筋肉もストレッチできる？

健康なときは、「呼吸なんて、訓練しなくてもできる」のですが、ＣＯＰＤや間質性肺炎などの慢性の呼吸器の病気になったときは、呼吸のリハビリが有効な手段です。指導を受けた患者さんにもなかなか好評です。腹式呼吸や口すぼめ呼吸に加え、呼吸困難になったときの呼吸法、階段を上るときの呼吸法、トイレや入浴などの負担が大きい場面での呼吸法などを、実際に練習するところまで習得します。大切なのは、それを自宅でも継続することですが、何事も継続することは難しいものです。

肺は筋肉をもっていないので、自分で伸び縮みすることはできません。まわりの筋肉に引っ張られることによって膨らんだりしぼんだりするのです。ですから、肺そのものを鍛えることはできませんが、胸やお腹の筋肉を鍛えたり、しなやかにすることで、深い、効率のよい呼吸ができるようになります。

呼吸リハビリテーションでは、前述の呼吸法の指導とともに、胸郭をひろげる訓練も行います。棒やタオルを使用して呼吸に関連する筋肉のストレッチを行います。また、家族など介助する人がいる場合は、介助者に患者さんの背中にまわって支えながら、効率よく酸素を取りこめるように胸をひろげたり、胸を押しながら息をうまく吐き出すのを手助けしてもらう方法を習得してもらいます。

また、直接的には呼吸に関係しない下肢の筋力アップも、ＣＯＰＤの患者さんにとってはＱＯＬ（クオリティ・オブ・ライフ＝生活の質）をあげるのに有効であることもわかっています。そのため、前述の呼吸法やストレッチの習得がうまくいけば、さらに呼吸筋力をつけるために、エルゴメーター（自転車こぎ）などの運動を行います。

健康な人にとっても、胸郭や腹筋のストレッチは呼吸の効率を高めます。なにも難しいことではなく、腕を上げて胸郭を吊《つ》り上げたり、腕を前に組んで両側の肩甲骨《けんこうこつ》を外に開くように背中を丸めながら、ゆっくりと深呼吸をするのです。あくまでも、息を吐くほうを意識してゆっくりと吐ききります。ゆっくりとした呼吸は気持ちも落ち着くという効果もあり、一石二鳥です。

水泳で、呼吸を意識する

陸上競技においても、サッカーなどの球技においても、「呼吸」はあらゆるスポーツで大きなポイントになります。たとえばサッカーやテニスの試合中、ボールを追って走るときに息があがって動けなくなることがあります。これは、普段は使用しない予備力をフル活用しても、酸素の消費に対して供給が応じきれない状態です。ＣＯＰＤなどの慢性呼吸器疾患がある人は、重症度が増すと、階段を上るときやお風呂に入るときなどですら、呼吸の予備力を使い果たしてしまうわけです。もし、息があがると、筋肉組織に新鮮な酸素を供給することができず、よいパフォーマンスができなくなります。

しかし、あらゆるスポーツのなかで、もっとも強く呼吸を意識する種目は水泳でしょう。水泳は「息継ぎ」という動作があるため、いやでも呼吸を意識せざるを得ないスポーツです。「息継ぎ」のときの呼吸は抵抗をかけて一気に吐き出したり、水中でまさにある程度水圧がかかった状態で吐きますから、「口すぼめ呼吸」やストローをくわえて「ブクブク」と吐き出すトレーニングと同じ状態です。

また、普段使用することの少ない肩の回転や体のねじりなどは、自然に呼吸筋をストレッチする効果もあると思います。

また、水のなかで行うため、全身に「水圧がかかる」ことも、呼吸を吐くときの介助と同様に作用することも考えられるうえ、室内プールの場合はかなり「高温多湿」の環境であるという条件も加わります。

第四章で、COPDの重症の患者さんが、「泳いでいるときは、呼吸が楽になる」という話をしました。また、気管支喘息の子どもには、水泳をすることが勧められています。

これらは、水泳をすることによって病気が治るということではなく、前述したような「水圧」「高温多湿」の環境と「呼吸——特に息を吐き出すこと」を意識する「口すぼめ呼吸」と同様の呼吸様式や、呼吸筋ストレッチにつながる全身運動、さらにそれらを継続して呼吸に関連する筋力を強くするということなどが、総合的によい効果を生み出しているのだろうと思います。

「水泳はからだを冷やすから、病気をもっている人には向かない」といわれたりもしますが、今は自治体の運動施設でも温水プールにジャグジー、低温サウナなどの設備が整っているところもあり、水から上がった後にからだを冷やさないように注意すれば、水泳はふだんから呼吸機能を鍛えるためにお勧めのスポーツといえるでしょう。

もっとも効果が確実なのは「禁煙」

第一章で、私たちの気管支や肺には外界から入ってくる異物をキャッチして処理するフィルター機能が備わっていることを説明しました。ところが、タバコを吸っている人の気管支は、その機能が破壊され低下しています。気管支内視鏡で喫煙者の気管支の粘膜を見ると、炎症があるため血管が拡張して簡単に出血しやすかったりむくみや腫《は》れをともなったりしていることが多いのです。その気管支を顕微鏡で見ると、粘膜に炎症の細胞が増え、粘液を外に運び出す働きをする線毛をもった細胞が抜け落ちてしまって、無防備な状態になっていることがあります。そのうえ、傷害を受けた粘膜の細胞は、修復の過程でがん化しやすくなります。さらに、喫煙によって吸引される有害物質に反応して気管支腺から粘液が過剰に分泌されるため、痰の量が増えるという現象が起きてしまいます。

ＣＯＰＤなどの病気で細胞が破壊され、スカスカになった肺の組織は、薬などの治療で元の健康な状態に戻すことはできません。しかし、肺や気管支に有害なものを吸いこまないようにして、それ以上のダメージを与えないようにすることは可能です。喫煙者にとって、そのもっとも簡単で確実な方法が「禁煙」です。

この本でも、患者さんの実例をあげながら、喫煙による呼吸器へのダメージについて説明をしてきました。タバコを吸うときに体内に入っていく煙には、いくつもの有害な物質が含まれています。これらの物質によって気管支の粘膜が傷つき、炎症を起こして大切な線毛が抜け落ちてしまい、バリア機能を果たさなくなります。

ガス交換の役割を担っている肺胞も、タバコの有害物質にさらされることでスポンジ状の組織が破壊され、二度と再生されません。残念ながら、現在の医学では、いったん壊れてしまった肺胞は治療して元に戻すことはできません。できるのは「禁煙」と残った肺の働きを最大限に活用することです。

「長年、タバコを吸ってきてしまったのだから、今さらやめても……」「タバコを吸っていても、肺がんにならない人もいるからだいじょうぶ」などと考えずに、今も当然のように保たれている健康を守るために闘い続けている自分の細胞や臓器、免疫などのありがたさについて、もう一度真剣に考えてほしいと思います。

ある意味では、大騒ぎになった新型インフルエンザも、その見えない闘いのひとつに過ぎないのです。それ以外の意識されない外敵と闘い続けて、奇跡の連戦連勝をしてきた結果――それが、今の健康な状態の真相です。そのことが眼に見えれば、意識されれば、自分の免疫や臓器を傷つける喫煙を続けようという人はほとんどいないのではないでしょうか。禁煙治療の保険適応や社会情勢が後押しする今日の状況は、禁煙するには恵まれた環境になってきています。

ＣＯＰＤや肺がんで、苦しみながら亡くなっていった多くの患者さんを診てきた私としては、その方々のつらくて、無念な思いをなんとか伝えたいのです。今ある生命の闘いを意識して、タバコをやめてほしい。肺や気管支を大切に使ってほしい。そう強く願ってやみません。

おわりに

日ごろ診療をしていて、どうして医師と一般の方のあいだには、病気についての認識にこんなにも大きな溝があるのだろう、と不思議に思っていました。そして、長いあいだ臨床に携わるうちに、それは「病気についての認識」ではなくて、「健康についての認識」ではないかと考えるようになりました。自分は明日も今日と同じように健康でいるはず――私たちはそのことを当たり前と受け止めています。しかし、そこに落とし穴があるように思うのです。

健康を保つために、私たちの心臓や肺は懸命な闘いを続けています。日々闘い続けて、守りぬいた結果が健康な状態なのですが、そのことはなかなか実感しにくい。それは静かですが、生きている限り絶え間なく続く闘いです。逆にいえば、闘えなくなったら、闘わなくなったら、生きていられない。それが生命の真実なのだと思います。

病気が見つかって、そのことを患者さんに告げたとき、よく「元に戻す方法はないのですか?」と問われます。残念ながら、完全に元に戻せる病はほとんどないといっていいと思います。がんが見つかって手術を受け、命を救うことができても、やはり切除した臓器の機能は低下します。心筋梗塞で詰まった血管をひろげる処置を受けて、それで治ったかというと、血管はひろがるものの、動脈硬化はそのままであり、再び血管が詰まる危険性は残ります。ましてや、薬で完全に元に戻すというのは無理な話です。薬で治療することができる肺炎や結核、喘息にしても、臓器に少しずつ傷を残し、余力を削っている場合が多いのです。

「ときには治せることもあり、しばしば救えることもある、しかし癒すことは常にできる」

〝近代外科の父〟と呼ばれる、アンブロワーズ・パレの言葉とされています。患者さんの診療に臨むとき、私はよくこの言葉を思い出して自問自答します。まず、治すことを目指す。完全に治せなくても、命を救う努力を惜しまない。それでも救えない命にも「もうやることはありません」などと言い放つことなく、癒せる道を探る——そういう姿勢を忘れてはいけないと、いつも思っています。

しかし、現実には望むと望まざるとにかかわらず、医療も効率化、合理化が強力に進められています。私が勤務する病院は急性期病院ですから、長くかかっている患者さんにさえ、「今のあなたの安定した病状では、転院してもらうことになります」と告げなくてはいけません。病院では「うちではやることがありませんから」と言い放つ医師が増えています。確かにそうであったとしても「やることがありません」はないだろうに、と思います。

かつて、世の中は今より不条理に満ちていました。私の祖父は三三歳で出征して戦死し、祖母は出産に関連して三〇代で死亡し、伯母は一九歳で田舎の谷にバスが転落して事故死しています。昭和の初期までは、まわりにそんな不条理が満ちていたのだと思います。現代は、そんな不条理が少なくなった幸せな時代なのでしょう。

しかし、病は今も不条理に満ちています。喫煙もせず、酒も飲まないのに、若くして肺がんになって命を失う人もいる。遺伝的に発症する、何十万人に一人というような病気と生涯闘う人もいます。自然の気まぐれというには、あまりにも理不尽な病に対して、抗《あらが》う人間の労力は大変なものです。そのような現実を思うと、喫煙のなんと理に適わないことか。また、禁煙はなんとたやすいことか。喫煙者は「禁煙も決して簡単ではない」というでしょうが、その他の因果関係はもっと取り除きがたいものであることを考えると、やるせない思いがします。病気との因果関係があって、比較的簡単に取り除ける原因など、実はそんなに多くはないのです。

かくいう私自身、本書の執筆中に四五歳で腎臓がんが見つかり、右の腎臓を摘出しました。自身のからだの変化というのは、わかりにくいものです。そして、病気がわかってから振り返ると、恥ずかしながら、いくつもの前兆に思い当たるものです。ありがたいことに、周囲の支えに助けられて、手術後まもなく仕事に復帰し、その後も再発せずに元気に過ごすことができて、本書も完成しました。

私には「高血圧」「肥満」「喫煙」など、腎臓がんのリスクとされているような因子はありません。しいていえば、「ストレス」や検査を行う際の「放射線被曝」など、いくつかのリスクはあるかもしれませんが、同様の環境にいる人はたくさんいます。おそらく、どこかで遺伝子が傷ついて発がんしたのでしょう。不条理といえば不条理ですが、原因を探っても仕方ありません。片側だけになった腎臓をいたわりながら、腎臓も必死に闘っているのを気遣いながら、生きていくのが定めです。

そんな不条理に満ちた病につながるリスクのなかに、自力で避けられることがあるとしたらどうでしょう。皆さんは、その可能性をみすみす見捨てるでしょうか？　日々、襲ってくるウイルスや細菌や粉塵を懸命に排除し、闘っている自分の肺やその小さな細胞の存在に気づき、自覚できたとき、闘っている自分の免疫細胞を背後から銃で撃つようなこと――喫煙ができるでしょうか。生きていることは闘っていることだ。本書でそのことに気づいてもらえれば幸いに思います。

最後に、集英社の小林薫さん、渡辺千弘さん、連載しているコラムからの引用を快諾くださった電気新聞編集局の方々、本書の執筆を勧めてくださり、入院中も私を勇気づけ、執筆の中断にもめげずに最後まで支えてくださったヨシモト新企画の吉本直子さん、そして、なにより多くのことを教え、メッセージを残してくださった患者さん方に深く感謝申し上げます。

平成二二年五月

生島壮一郎

写真協力
帝人在宅医療株式会社　　P.39，85
日本医科器械資料保存協会，社団法人日本呼吸器学会　　P.176
「タバコは美容の大敵！」http://www.tobacco-biyou.jp/　　P.137

図版作成
飯山和哉　　P.13，110〜111
ファクトリー・ウォーター　　P.60，72，77，79，133

編集協力
ヨシモト新企画　吉本直子

生島壮一郎（いくしま そういちろう）

一九六二年生まれ。八八年、産業医科大学卒業。日本赤十字社医療センター研修医、同内科・呼吸器内科医員、呼吸器内科副部長を経て、二〇一〇年三月より、同部長職務代行。気管支喘息や肺炎、COPD（慢性閉塞性肺疾患）、肺がんなどの呼吸器疾患全般について、診察と治療にあたっている。間質性肺炎やサルコイドーシスなどの難病の治療・研究や若手医師の育成にも力を注いでいる。

肺が危ない！

集英社新書〇五四五I

二〇一〇年六月二二日　第一刷発行

著者……生島壮一郎
発行者……館　孝太郎
発行所……株式会社集英社
東京都千代田区一ツ橋二-五-一〇　郵便番号一〇一-八〇五〇
電話　〇三-三二三〇-六三九一（編集部）
　　　〇三-三二三〇-六三九三（販売部）
　　　〇三-三二三〇-六〇八〇（読者係）

装幀……原　研哉
印刷所……大日本印刷株式会社　凸版印刷株式会社
製本所……加藤製本株式会社

定価はカバーに表示してあります。

© Ikushima Soichiro 2010　ISBN 978-4-08-720545-9 C0247

造本には十分注意しておりますが、乱丁・落丁（本のページ順序の間違いや抜け落ち）の場合はお取り替え致します。購入された書店名を明記して小社読者係宛にお送り下さい。送料は小社負担でお取り替え致します。但し、古書店で購入したものについてはお取り替え出来ません。なお、本書の一部あるいは全部を無断で複写複製することは、法律で認められた場合を除き、著作権の侵害となります。

Printed in Japan

集英社新書　好評既刊

医療・健康――I

子どものアトピー診察室	三宅　健
手術室の中へ	弓削孟文
「健康」という病《やまい》	米山公啓
鍼灸《しんきゅう》の世界	呉　澤森
日本人の心臓	石川恭三
残り火のいのち　在宅介護11年の記録	藤原瑠美
赤ちゃんと脳科学	小西行郎
病院なんか嫌いだ	鎌田　實
うつと自殺	筒井末春
人体常在菌のはなし	青木　皐
希望のがん治療	斉藤道雄
医師がすすめるウオーキング	泉　嗣彦
病院で死なないという選択	中山あゆみ
働きながら「がん」を治そう	馳澤憲二
自宅入院ダイエット	大野　誠
インフルエンザ危機《クライシス》	河岡義裕
よくわかる、こどもの医学	金子光延
心もからだも「冷え」が万病のもと	川嶋　朗
知っておきたい認知症の基本	川畑信也
子どもの脳を守る	山崎麻美
「不育症」をあきらめない	牧野恒久
貧乏人は医者にかかるな！　医師不足が招く医療崩壊	永田　宏
見習いドクター、患者に学ぶ	林　大地
禁煙バトルロワイヤル	太田光・奥仲哲弥
専門医が語る毛髪科学最前線	板見　智
誰でもなる！　脳卒中のすべて	植田敏浩
新型インフルエンザ　本当の姿	河岡義裕
医師がすすめる男のダイエット	井上修二

a pilot of wisdom

政治・経済——A

チョムスキー、民意と人権を語る　N・チョムスキー／聞き手・岡崎玲子
人間の安全保障　アマルティア・セン
姜尚中の政治学入門　姜　尚中
台湾　したたかな隣人　酒井　亨
反戦平和の手帖　喜納昌吉／C・ダグラス・ラミス
日本の外交は国民に何を隠しているのか　河辺一郎
戦争の克服　阿部浩己／鵜飼　哲／森巣　博
「権力社会」中国と「文化社会」日本　王　雲海
みんなの9条　「マガジン9条」編集部編
「石油の呪縛」と人類　ソニア・シャー
死に至る会社の病　大塚将司
何も起こりはしなかった　ハロルド・ピンター
増補版日朝関係の克服　姜　尚中
憲法の力　伊藤　真
「お金」崩壊　青木秀和
イランの核問題　T・デルペシュ
憲法改正試案集　井芹浩文
狂気の核武装大国アメリカ　H・カルディコット
コーカサス　国際関係の十字路　廣瀬陽子
オバマ・ショック　越智道雄／町山智浩
資本主義崩壊の首謀者たち　広瀬　隆
イスラムの怒り　内藤正典
中国の異民族支配　横山宏章
ガンジーの危険な平和憲法案　C・ダグラス・ラミス
リーダーは半歩前を歩け　姜　尚中
邱永漢の「予見力」　玉村豊男
社会主義と個人　笠原清志
著作権の世紀　福井健策
「独裁者」との交渉術　明石　康
メジャーリーグ　なぜ「儲かる」　岡田　功
「10年不況」脱却のシナリオ　斎藤精一郎
ルポ　戦場出稼ぎ労働者　安田純平
「事業仕分け」の力　枝野幸男

集英社新書　好評既刊

歴史・地理──D

女性はどう学んできたか	杉本苑子
マッカーサー元帥と昭和天皇	榊原 夏
「日出づる処の天子」は謀略か	寺田寅彦は忘れた頃にやって来る
日本人の魂の原郷　沖縄久高島	比嘉康雄
沖縄の旅・アブチラガマと轟の壕	黒岩重吾
鬼と鹿と宮沢賢治	石原昌家
飢饉	門屋光昭
アメリカのユダヤ人迫害史	菊池勇夫
出島	佐藤唯行
知られざる大隈重信	片桐一男
怪傑！大久保彦左衛門	木村時夫
伊予小松藩会所日記	百瀬明治
ナポレオンを創った女たち	増川宏一
富士山宝永大爆発	安達正勝
アフリカの「小さな国」	永原慶二
フランス生まれ	大林公子
	早川雅水

お産の歴史	杉立義一
中国の花物語	飯倉照平
寺田寅彦は忘れた頃にやって来る	松本 哉
中欧・墓標をめぐる旅	平田達治
妖怪と怨霊の日本史	田中 聡
陰陽師	荒俣 宏
江戸の色ごと仕置帳	丹野 顕
花をたずねて吉野山	鳥越皓之
ヒロシマ──壁に残された伝言	井上恭介
幽霊のいる英国史	石原孝哉
悪魔の発明と大衆操作	原 克
戦時下日本のドイツ人たち	上田浩二・荒井訓
英仏百年戦争	佐藤賢一
死刑執行人サンソン	安達正勝
信長と十字架	立花京子
戦国の山城をゆく	安部龍太郎
パレスチナ紛争史	横田勇人

ヒエログリフを愉しむ　近藤二郎
ローマの泉の物語　竹山博英
女性天皇　瀧浪貞子
僕の叔父さん　網野善彦　中沢新一
太平洋——開かれた海の歴史　増田義郎
アマゾン河の食物誌　醍醐麻沙夫
フランス反骨変人列伝　安達正勝
ハンセン病　重監房の記録　宮坂道夫
幕臣たちと技術立国　佐々木譲
武田信玄の古戦場をゆく　安部龍太郎
巷談　中国近代英傑列伝　陳舜臣
勘定奉行　荻原重秀の生涯　村井淳志
世界中を「南極」にしよう　柴田鉄治
江戸の妖怪事件簿　田中聡
紳士の国のインテリジェンス　川成洋
沖縄を撃つ！　花村萬月
反米大陸　伊藤千尋
ハプスブルク帝国の情報メディア革命　菊池良生
大名屋敷の謎　安藤優一郎
イタリア貴族養成講座　彌勒忠史
陸海軍戦史に学ぶ　負ける組織と日本人　藤井非三四
在日一世の記憶　小熊英二　姜尚中　編
徳川家康の詰め将棋　大坂城包囲網　安部龍太郎
「三国志」漢詩紀行　八木章好
名士の系譜　日本養子伝　新井えり

a pilot of wisdom

集英社新書　好評既刊

澁澤龍彦 ドラコニア・ワールド〈ヴィジュアル版〉

澁澤龍子・編／沢渡朔・写真　017-V

仏文学者、作家として圧倒的な支持を受けた澁澤龍彦。彼が遺したオブジェの数々を写真と自身の文で紹介。

ルポ 戦場出稼ぎ労働者

安田純平　0536-A

著者は自ら出稼ぎ労働者になり、イラク軍基地訓練施設に潜入。世界の貧困を前提とした戦争ビジネスに迫る。

グーグルに異議あり！

明石昇二郎　0537-B

世界中の情報を掌握しようとするグーグルの策略とデジタル書籍のあるべき姿を考察。本に未来はあるか？

機関車トーマスと英国鉄道遺産

秋山岳志　0538-H

英国文化の一典型である鉄道遺産を、「機関車トーマス」原作者の創作の軌跡に重ね合わせて探訪する。

医師がすすめる男のダイエット

井上修二　0539-I

ほんの少しのダイエットが、大きな生活習慣病予防に。多くの肥満患者を診てきた医学博士がその方法を伝授。

「事業仕分け」の力

枝野幸男　0540-A

税の使われ方を国民主権の観点で見直す事業仕分けの実相を、行政刷新担当大臣を務める著者が平易に解説。

フランス革命の肖像〈ヴィジュアル版〉

佐藤賢一　018-V

フランス革命史に登場する有名無名の人物の肖像画約八〇点を取り上げ、その人物評を軽妙な筆致で描く。

いい人ぶらずに生きてみよう

千 玄室　0542-C

無理やり善人ぶるよりも、己の分に素直に生きる。茶道界の長老、鵬雲斎大宗匠が説く清廉な日本人の心。

モードとエロスと資本

中野香織　0543-B

時代の映し鏡であるモード、ファッションを通して、劇的な変化を遂げる社会をリアルにつかむ一冊。

現代アートを買おう！

宮津大輔　0544-F

サラリーマンでありながら日本を代表するコレクターのひとりである著者が語る、現代アートの買い方とは。